Asper Girls

Empowering Females with Asperger Syndrome

你好，
我是阿斯伯格女孩

〔美〕露迪·西蒙（Rudy Simone）◎著

朱宏璐 苏相宜◎等译　周建初◎审校

华夏出版社
HUAXIA PUBLISHING HOUSE

北京市版权局著作权登记号：图字01-2023-4405号

图书在版编目（CIP）数据

你好，我是阿斯伯格女孩 / （美）露迪·西蒙（Rudy Simone）著；朱宏璐等译. — 2版. — 北京：华夏出版社有限公司，2024.6（2025.6重印）

书名原文：Aspergirls: Empowering Females with Asperger Syndrome
ISBN 978-7-5222-0604-2

Ⅰ. ①你… Ⅱ. ①露… ②朱… Ⅲ. ①女性 – 孤独症 – 诊疗 Ⅳ. ①R749.99

中国国家版本馆CIP数据核字（2023）第228736号

你好，我是阿斯伯格女孩

著　　者　　［美］露迪·西蒙
译　　者　　朱宏璐　苏相宜　等
责任编辑　　陈　迪

出版发行　　华夏出版社有限公司
经　　销　　新华书店
印　　装　　三河市万龙印装有限公司
版　　次　　2024年6月北京第2版　　2025年6月北京第2次印刷
开　　本　　880×1230　1/32开
印　　张　　9
字　　数　　140千字
定　　价　　59.00元

华夏出版社有限公司　　地址：北京市东直门外香河园北里4号　　邮编：100028
网址：www.hxph.com.cn　　电话：（010）64663331（转）若发现本版图书有印装质量问题，请与我社营销中心联系调换。

推荐序

世界因阿斯而精彩

　　《你好，我是阿斯伯格女孩》(*Aspergirls: Empowering Females with Asperger Syndrome*)由美国心理咨询师露迪·西蒙所著。由于露迪·西蒙本人自幼就患有阿斯伯格综合征，有深刻的成长体验，又是心理咨询师、作家，所以在这本书里，作者能够深入浅出，以通俗的文笔刻画出阿斯伯格综合征人士鲜活的整体形象。

　　数年来，露迪·西蒙陆续出版了有关阿斯伯格综合征人群的多部著作，先后被译成法、德、日等多国语言，在欧美心理学界和大众读者中人气很高。本书是她的代表作。她一反"医学教科书"式的常规写作，用女性的温婉细致，讲述一个个案例、故事，似在与读者娓娓谈心，并给出了不少应对生活中种种问题的实用建议。因其影响和贡献，本书荣获了美国独立出版商协会 2010 年度金奖。

阿斯伯格综合征人群是一个比孤独症人群更普遍存在，但没有受到应有关注的人群。他们常用自己独特的方式和他人沟通，因此往往显得不合于俗而孤独，却又有着趣味盎然、与众不同的内心世界。他们的动作常常显得不协调，社交技巧也很笨拙，但一些"阿斯"（阿斯伯格综合征人士的简称）在某一领域常显示出超常的能力，比如爱因斯坦、牛顿、达尔文、莫扎特、达·芬奇、凡·高、苏格拉底、伏尔泰、诺贝尔、爱迪生和国内一些知名但有怪癖的学者等等。

少了这样的特别人群，世界会不会减少很多色彩？而现代社会的快节奏、对社交能力的重视，使得阿斯族群越来越庞大。尤其是女性，在成长、婚恋、社交、就业等方面承受了更大压力，心底的孤独和迷惘感常被激发出来。

目前孤独症的研究在国内外方兴未艾，阿斯女性群体更属心理学的前沿领域。随着我们的人文社会日益关注个体的心理健康，"阿斯伯格症候群"这一小众概念势必会被越来越多的人认知。

宏璐老师一直对阿斯伯格综合征有浓厚兴趣，在我们讨论本书时她认为，目前在中国还没有中译本，希望将这本新锐、温暖、实用的书译出，奉献给国内精神科医师、心理咨询师、教师和关注该群体的父母们，并为此聚集组建了翻译小组。

　　由于本书涉及精神医学领域，因此，重庆市精神卫生中心杨辉、程雪医师也参加了本书的翻译工作。本书由朱宏璐和苏相宜进行了全文的统稿、文风统一、文字的润色及医学专业术语的核对。朱宏璐翻译了第8章、第15章、第16章、第19章、第20章、第21章、第23章，易晗翻译了第1章、第2章、第5章、第8章、第10章、第12章、第18章、第24章和第25章。陶泽慧翻译了第3章、第11章，朱超翻译了第4章、第14章、第17章和第22章，杨辉翻译了第6章，余祖兰翻译了第9章，谭亲毅翻译了第13章。程雪也协助完成了第7章的部分翻译。

　　经过翻译小组成员们的辛勤劳动，此书的编译工作顺利地完成了，我也很乐意地承担了本译著的审校任务，认为全书符合信、达、雅要求。"阿斯女"是本书中自创的词，相信随着这本译著的出版发行，它将和社会上出现过的其他族群概念一样流行和得到接纳。也相信本书在帮助阿斯人群认识自我、融入时代的同时，也能帮助关注这一特殊群体的教师和父母们对此症有更深入的认识。

周建初

2014年7月于重庆市精神卫生中心

阿斯女，不可思议的超级英雄

在我女儿被诊断为阿斯伯格综合征之后，我才得到诊断。这是 15 年前的事儿了。那时，我认识的人里没有几个人知道"广泛性发育障碍"（Pervasive Developmental Disorder），更不用说阿斯伯格综合征。令人高兴的是，现在情况已大不相同。如今，我想但凡对人类行为或时事稍有兴趣的，应该都听说过汉斯·阿斯伯格这个人，以及他那些"谱系上"的人士：他们不懂社交技巧，与同龄人交往有困难，智商高于常人，语言能力强，且对细节和事实的记忆能力极强。

阿斯伯格综合征是媒体的新宠，从好莱坞的红地毯，到学校的特殊教育讨论小组，都有它的身影。上网搜索一下这个词你就知道，我没有言过其实。对于我们阿斯来说，得到关注是颇感鼓舞的，且不少人还没得到确诊，我们这些天生没有"Y"染色体的人士尤是如此。

　　阿斯伯格女性群体不断被忽略，无法确诊导致她们最终被划分到了本不属于自己的地方。神经质、精神分裂、强迫症、人格障碍、对立违抗性障碍、焦虑症、社交恐惧等，对于那些到了一定年龄仍需挣扎着去理解身边的环境、社会、人际关系的女性来说，这些诊断她们应该毫不陌生。这些诊断并非没有道理。很大可能是，并发这些症状的根源是基因。问题在于很多心理咨询师或医生都没发现，联结这些症状的内核是阿斯伯格综合征。

　　为什么被诊断出阿斯伯格综合征的主要是男性？托尼·阿特伍德（Tony Attwood）、朱迪思·古尔德（Judith Gould）、洛娜·温（Lorna Wing）等专家一直试图将人们的观念从"阿斯伯格综合征不影响女性"，转到"我们如何发现女性阿斯伯格人士"，但为什么研究者仍然说阿斯伯格综合征出现在男性身上的概率比女性要多三到四倍？我觉得部分原因是许多有阿斯伯格综合征的女性不愿认同阿斯女的身份，因为任何诊断都会附带人们的一套既成印象和偏见。简单说来，要告诉这个圆圆的世界你是一块想要挤进来的方块，绝非易事。

　　每当有孤独症谱系上的女性跟我分享她们的故事，我都心存敬畏与感恩。令人欣慰的是，现在越来越多的女性加入论坛、讨论小组、互助朋友圈，彼此分享如何在普通人的社会图标里摸索方向。也许有个别的声音会被湮没，但女性集体分享的声响让人倾叹。露迪·西蒙的《你好，我是阿斯伯格女孩》是这交响曲里的一个主音符，会让更多人了解这个特殊的群体。

露迪·西蒙的这本书一部分是回忆录，一部分是评论研究，还有一部分是给阿斯女的生活指导。

在书里，露迪·西蒙创造了一个新词——阿斯女。我很喜欢这个称呼。我女儿觉得它听起来像超级英雄的称号。我觉得像超级英雄挺好，估计作者露迪·西蒙女士也有同感吧。看完这本书后，我想任何人都不会否定，能够战胜阿斯伯格综合征的女性的确是超级英雄。

但阿斯女也有死穴。受人欺负、自尊受挫、焦虑来袭、崩溃、性问题、内疚感等等，书中对这些都有描述，并提出了建设性的观点，给读者脑中铺陈积极的图景，从而帮助读者重新打起精神，起床，迎接生活中的一切挑战。

利亚纳·霍利迪·威利（Liane Holliday Willey）

教育博士，阿斯伯格综合征人士。《故作正常：与阿斯伯格综合征和平共处》（*Pretending to be Normal: Living with Asperger's Syndrome*）的作者，《青少年阿斯伯格综合征》（*Asperger Syndrome in Adolescence: Living with the Ups, the Downs and Things in Between*）的编辑。

自序

阿斯伯格是一份礼物

孤独症谱系上的女性属于边缘人里的边缘人。我们有着许多和男性孤独症人士一样的怪癖、障碍、习惯、个性和观念，也有我们自己的特质。其实阿斯伯格综合征的表现并非男女有别，而是同样的症候出现在女性身上时，人们对此往往有不同的解读，因此更难被发觉。

当我读到其他阿斯女的自述文字，我万分激动，平生第一次，我在另一个女人身上找到了认同感！在我的同学、朋友、媒体刻画出来的典型女性角色之中，我从没产生过这种共鸣。媒体所报道的那些孤独症儿童形象，似乎也离我很遥远，显然他们的障碍比我大得多，这正是身为阿斯的难处：我们面对实实在在的障碍，别人却很难发现，所以我们的行为得不到理解。

有人说，每个阿斯都有一点超能力。如果非要说我有，那我想我的本领就是能捕捉到互不相关的概念之间的联系，并将它们串联起来。常人乍一看，本书的部分话题写得挺凌乱，但我相信，看书的阿斯女同胞们一定能心领神会。那些问题影响着我们中的多数人（甚至所有人），那些问题是将我们连接到一起的纽带。本书会涉及阿斯伯格综合征带来的一些心理问题，比如抑郁、感官超载、求职障碍和情感困惑。还有一些并不那么受关注的问题，但它们同样是生活的一部分，塑造了你我的人格。

- 感官超载会不会影响你对伴侣的选择？
- 你享受鱼水之欢吗？
- 你怎么看待性别角色？
- 对于做妈妈，你有什么看法？
- 你为自己是一个阿斯而惭愧吗？
- 什么情况下，你会情绪崩溃？其过程是怎样的呢？你有能力预防吗？
- 被确诊为阿斯伯格综合征之前，你经历了多少误诊？

这类问题在他人看来也许是鸡毛蒜皮，不值得记一笔，但对我而言，它们却触及了阿斯族群，尤其是阿斯女性的一些本质。男性也许有着和我们相同的大部分特征，但我认为他们的体验和表达是不同的。比如穿衣打扮，都说阿斯男喜欢休闲装，喜欢不受拘束地逛路边小店；体现在阿斯女身上呢，则是穿得像少女，不施脂粉，发型也相对简单。阿斯族群大多比较中性，男子阴柔，女子则独立甚至强势。

　　我们需要这样一本书来阐述阿斯伯格综合征在两性之间的微妙差异，同时还会涉猎阿斯女性和普通女性的差异。没有孤独症的普通女性在生活志趣上或许和我们相似，但她们有能力融入广阔的社交圈；而阿斯女出于自我选择、外界排挤，抑或客观条件限制的缘故，则会花更多的时间去过内心生活，去执着于实现自己的目标。可惜我们达成目标的过程并没有那么容易，因为要想在某一领域成功，往往都需要社交技巧来帮助上位，而这一点正是阿斯的弱项。

　　阿斯女凡事都讲求目标和理性，在嘈杂混乱的现实世界当中，我们抓不到头绪，所以我们构筑了一个小世界，做着自己的事情，过着孤岛式的日子，拒绝像自己原本渴望或能力允许的那样去和外界融合。在这种隐士般的生活里，我们会花上大把的时间专注于工作和爱好，也可能因此变得愤世嫉俗、故步自封……我相信阿斯伯格是一种边缘文化，我倡导文化交流，指导阿斯姑娘们更好地和外界沟通，从而最大化地发挥自己的潜力；另外，普通人群应该理解在阿斯女身上有很多值得发掘的东西，对于她们的内涵和天赋予以认可，而如果对她们的怪癖不能衷心接纳，至少也应该包容。

在本书的创作之际，据了解，平均100个儿童中就有一个属于孤独症谱系。至于成人的数据，我们则无从而知，但肯定比预想的多，因为社会对阿斯伯格综合征的认知还很有限。另据说，男女患者的比例是4∶1（托尼·阿特伍德博士等专家质疑这一官方数据）。我相信有阿斯伯格综合征的男女在数量上是差不多的，只不过女性的症状表现得更加隐秘。并非每个患者都能在童年得到确诊，往往只有在她们的孩子被诊断出有孤独症时，医生才会追根溯源，查出妈妈也是阿斯。

这些年得到确诊的人数上升，原因有二：第一，诊断手法的进步；第二，实际患者的增加。

在这里，我想提出第三种原因：现代社会的高压，以及对于社交能力的重视，让我们这些阿斯倍感自己的另类，我们通过上网、读书等途径急迫地寻找答案，最终得以诊断。

在少年时得知自己属于孤独症谱系，是多么重大的发现，要是等到四五十岁的话，那么就意味着你必须把整个前半生翻腾出来，重新一一审视。那感觉好比你近视了大半辈子，最近才第一次戴上眼镜。不必说，拖的时间越长，回顾就越艰难，你所要解决的心灵上和人际关系上的创伤也会越多。

作为一名成年人，如果发现自己是阿斯，我们通常都会走过下面的这些阶段：

知晓：你知道了阿斯伯格综合征的概念，但还没弄懂它和自己的关系。也许心有抵触，也许干脆否认。

认识：你在铁一般的事实面前，明白自己是一个阿斯了。

确信：阿斯伯格综合征解释了在你生活当中曾经出现过的那么多茫然而无头绪的事儿！这种体验不是一时一刻的，而将伴随你一生。

如释重负：有一首歌唱道："抛下包袱，说走就走！"

在得到确诊后，你才看清楚自己背负着那么多包袱。尽管此前不自知，但确实能感到身边其他人是没有那些麻烦的。

担忧：阿斯伯格综合征对我的未来以及我的个人潜力，意味着什么呢？

恼怒：之前莫名其妙遭受了那么多的责怪和误诊，真叫人生气。但愿能到达下一阶段。

接受/发展：清晰意识到自己的天分和不足，智慧地把它们为我所用。

得到诊断之后呢？如何在背负着阿斯伯格综合征的同时发展自己的潜能呢？跟我交流过的阿斯女们大多数都是从阿斯社群，尤其是从论坛上获取力量和信息的。但这些群体中的大部分成员仍是男性，在女性论坛上也总是问题多、答案少。女性有自己的问题和特点，能依靠的资源却非常有限。

我写这本书的第一大愿望，是想帮助其他阿斯女证实自己、消除耻辱感、提升自尊心。我绝不是说出"阿斯伯格是一份礼物"的第一人，已经有许多人在倡导"阿斯之荣"。

我的第二个愿望，是想帮助阿斯女战胜抑郁——我们的头号敌人。抑郁能激发我们的斗志，也会使我们的努力付诸东流。它最难缠的一点在于，它是个"隐身人"，跟踪我们，偷袭我们，绑架我们的时间和精力。

我的第三个愿望，是想帮助专业人士发现女性身上的阿斯伯格综合征症状，最好一开始就找到正确方向，别误入歧途。错误的诊断会浪费双方的时间和精力，最终会让我们对医疗界，尤其对普通医师和心理咨询师丧失信心。

辅导员、心理学家、医生和教育者都在尽其所能地研究阿斯伯格综合征，他们提供的宝贵治疗方案和工具，我们都可加以利用。但对于阿斯伯格综合征女性族群，他们还需做更多的研究。如果你是阿斯女，那么你才是这一课题的真正权威。为了写这本书，我主要咨询了女性阿斯伯格综合征人士及一些颇有见解的母亲。我的采访对象多是20至50岁精明能干的女性，其中仅有一位少女。本书会提到我们因阿斯伯格综合征引起的每日要克服的问题，并给出各种应对建议。希望我们能互相学习，彼此帮助。

目 录
Contents

1. 天才与怪人

阿斯们都喜爱信息。为什么呢？

信息让我们的思想有栖息之所，信息给予我们身份感，信息是任我们掌控的东西。我们不用讨好它，不用请它吃饭。

我们求知若渴，不想等到上幼儿园才识字，不想等到第一堂课才知道如何用角落里那个神奇的乐器奏乐。有了信息，我们往往也不必等待……

我通过《和米勒一起唱歌》这张专辑学会了阅读。有一天，我翻到《帽子里的小猫》，突然就读懂了里面文字的意思。（维德斯）

我学习阅读的速度很快。还记得小时候找妈妈要字母表，我跟着口诀念："A 是一个大苹果（Apple），B 是一个小男孩（Boy）……"我就这样掌握了 26 个字母的发音。妈妈教完字母表，过几分钟我就能拿起一本书自己读了。在我采访的阿斯女中，大部分是靠着自学学会阅读的，其中很多人在学习数学、音乐和设计绘图时也是以这种方式进行的。

> 我在空间力学方面很有天赋。我的脑子简直像一个电脑设计软件，可以在毫无背景的情况下从零开始自行设计出电子线路和机器。（安迪）

随着年龄增长，这项本领趋于稳定。我相信这种超龄的理解力让许多"小阿斯"在智力上显得早熟，人们误以为我们情商也早熟。同时，这种能力掩盖了我们的不足，从而使人们忽视了我们的自闭特质。

一些阿斯女不具备高强的语言天分，甚至有一些还存在着学习障碍，比如读写障碍。但不管是语言天分还是视觉天分，也不管学习上有无障碍，我们一生中的大部分知识都是通过自学得来，即使上了大学的人也同样如此。我们喜爱钻研任何我们感兴趣的东西，这不仅仅出于心急，也因为我们自有一套消化的方法。我们不一定理解他人的教导，尤其是口头教导，而是会按自己的方式汲取知识。

> 我的知识几乎全是自学的。在学校里我学得很快，可考试分数总是很低，因为我识字困难。我被迫退学，在家里我自学了统计、化学、裁缝、绣花和焊接技艺。（萨姆）

孤独症作家比尔·斯蒂尔曼等人认为，孤独症孩子"和上帝是有联结的"，作为对其缺陷的补偿，这些孩子被赋予了一种更高的灵性，使他们更容易吸收知识，发展特长。专家告诉我，阿斯族群的智商会高于平均水平。然而，我们在实际生活中实在不聪明，小时候别人叫我们"小教授"，长大一些后，我们更像是"脑子里缺根弦的教授"。最近研究证实，阿斯小孩的流体智力优于正常小孩。说起这个"流体智力"呢，我得稍微解释一下，它是指能够在混乱中摸索到规律，以及推导出表面无关联的事物之间的联系。我们运用已学知识与经验即"晶体智力"的可能性却较低，而这便解释了为什么有时我们可以无师自通地解开高难数学题或者拼装电子元件。

> 无论器件还是衣服，我只要看一眼，就能做出一模一样的东西来。（黛姆·凯文）

我并非说阿斯们个个"天赋异禀"。假如你才智平平，你可不是唯一"中枪"的。

阿斯领袖们一度鼓吹"给我们空间"！其实我听着是很不舒服的，仿佛阿斯高人一等，全是天才数学家、科学家。作为一个没什么突出优点的阿斯，我觉得自己是个双料废柴——既非正常人，也不算一个合格的阿斯。（波莉）

然而，学习能力低下可能是由其他原因造成的，比如感官超载、抗压能力差、读写障碍、运动笨拙、选择性失语，都可能让人们错看了一个原本聪明的姑娘。

我生活在自己幻想的小天地，对身边发生的大部分事情都视而不见。我不能大声朗诵——选择性失语，所以老师认定我根本不会阅读，就让我去读层次较浅的书，对我来说那些书特别无聊，于是我在教室里和图书馆里偷偷看更深奥的书。如果被逮住，老师就会教训我一通。（维德斯）

我没有被送进特教学校，但别人一样会把我当成白痴看。我必须不停地向别人证明自己，然而也总是遭到

无视。（安·玛丽）

我们在学术上采用独树一帜的理解方式，这一般没问题，但在社交场合，情况就不同了，我们总不能把自己的规矩强加于人吧。我们无法像研究书本一样去研究天天跟我们说话的活人。年轻时，我们经常会问太多的问题，弄得别人尴尬不已。如果我们有权决定谈话的基调，我们会觉得比较自在，然而这往往做不到，于是我们便会封闭自己。到了青春期以后，合群就变得至关重要，阿斯们的这项特质也开始格外地显眼起来（我们将在第9章详谈）。

人们常说阿斯人群缺乏想象力，在孩提时代无法参与想象型的游戏①。我觉得这种错误的认识可能会阻碍人们去发现那些想象力发达的阿斯。我们也许喜欢按照颜色摆弄粉笔，也许会按字母顺序排列玩具，但那不代表我们就不爱玩。我在头脑中编造的故事如此有趣，就那些木呆呆的塑料娃娃怎么能将它们表现出来呢。

我所采访的已确诊的阿斯女，其想象力和创造力的级别各不相同。我们都会从模仿偶像起步，然后有的修炼成了"模仿达人"，有的则走上原创之路。

---

① 比如"过家家"。——译者注

音乐上我能过耳不忘。我5岁开始学拉小提琴，好几年完全靠耳听来练习。老师演奏完我要学的某段乐曲，然后我可以直接拉出相同的旋律，虽然技艺还不精。（希瑟）

给我一支笔，我就能变成一台复印机。（布兰波尔）

14岁，我创作的交响乐就在欧洲各地被演奏。（凯莉）

我完全是自学绘画的。我通过个人钻研和自己制定阅读计划来学会了这一切。（卡米拉·康纳利，澳大利亚艺术家，2009年维沃利艺术奖得主）

阿斯女的自闭气质被忽视的另一原因，是我们喜好的东西和"正常"女孩子貌似没什么两样，像书、音乐、美术、小动物等等。异于常人的，是兴趣的浓烈程度，以及这些事物带给我们的灵感。虽然我筹备了几年才提笔创作小说、散文和歌曲，可我一直把书籍当作生活必需品。为了能在家读书，我会假装生病。我会在清晨就把零食搬进书房，免得中途跑出去吃东西。我甚至愿意在房里解决小便，只要不中断读书。

为什么我们如此贪婪地读书、拉琴或绘画呢？这是因为我们想让头脑充满知识，就像人们想往腹中填满美食一样。信息可以驱走混乱，而"混乱"是我们与人交往时常常得到的感受。信息是一片可以静心专注的空间，远离家庭、学校、商店等一切外来刺激。我们完全掌控着事物的出入，不像和人打交道那么难以预料，一发不可收拾。即便是那些不大读书或不爱了解时事的"阿斯"，也都有五彩斑斓的内心世界，无须和外界连接。

年轻时我们似乎找不到自己的身份，然而信息帮助我们填补了这一空洞。我们渴求学习与创造，而一个人如果对那些存在的事物了解不够，是无法真正产生创造力的。天宝·格兰丁①在著作《用图像思考》中提到，她通过临摹其他绘图员的图画来学习工程设计绘图，没受过任何正规训练的她，却很快就能开始创作出复杂的作品。

着魔式地沉浸在兴趣活动中，是我们拥有高度专注力的体现。老师、医生和教育家逐渐意识到这是一笔财富，应该予以培养，而不应打击。正如天宝·格兰丁所说，我们想要变成专业人才和创造家的话，关键在于——扬长避短。但在现实当中仍有很多问题需要注意：当我们注意力高度集中时，我们确实不大懂得为自己腾出休息、解手、饮食、梳洗和透

---

① Temple Grandin，第一个公开宣传孤独症的阿斯女。——译者注

气锻炼的时间，这也会阻碍我们的求职、上班及其他一些重要事务。然而，这种痴狂真的仅仅是由"执行功能障碍"（不懂得何时开始和停止做事）引起的吗？还是另有原因呢？

> 我第一次觉得自己的生命完整了，其他一切都不重要了。（卡米拉）

> 沉浸在自己感兴趣的事情当中，我就会忽略其他人的存在，也察觉不到时光的流逝。仿佛置身于另一维度的空间。（希瑟）

阿斯小女生和阿斯小男生的一大区别，在于女生的特殊爱好在外人看来似乎更贴近实际。在家长或医师的眼中，一个特爱读书的小姑娘和一个着迷于收集 1940—1945 年飞机零件的小男孩相比，前者显然没那么古怪，但别人所不知的是，我们在自己的小小卧室里把同一本书看了 124 次——仅仅是出于"我喜欢"。有些阿斯女的这一类重复行为，可以算作是漫无目的地打发时间。

> 我痴迷于研究石灰岩山洞的构成。我对动画片或者玄幻故事毫无兴趣。（克丝）

我喜欢棒球，能轻轻松松记住赛事的比分。(基莉)

我不到两岁就能说出路上任何车的名字。(波姬格兰)

阿斯伯格综合征女性和普通女性的另一区别是，后者能慢慢放下童年时代的狂热，培养起更符合自己年龄的爱好，而我们则会一生钟情于同样的活动。但这不一定是坏事，如果莫扎特不为音乐狂，世界会不会少了一些美好？而格兰丁、爱因斯坦等人也都用他们的"阿斯"作风改变了世界。我相信还有许许多多女科学家、女作家凭借着阿斯式的专注和勤奋，为文化进步做出了贡献。历史的一页已经翻过去，而未来是崭新的，你我都可能成为书写未来的一分子。也许你是向人们公开有孤独症的第一个摇滚明星、第一个畅销小说家、第一个导演……也许其中还有本书采访过的某些女性呢。

给阿斯姐妹的建议

不要因为来自同龄人的压力，而不去做你热爱和擅长的事情。人生的价值在于奉献多少，不在于是否合群和受欢迎。

"执行功能障碍"的确发生在我们中的很多人身上：一旦

开始做某件事，我们就会很容易忘记吃饭、梳头、洗澡、外出、玩耍，就连工作或上学都会被我们视为是一种打扰。但为你的身心健康着想，还是请养成小憩的习惯，给自己安排出一份有关个人卫生、营养摄入和锻炼体魄的计划。你要保证你的"阿斯机能"能够运转良好，同时这也有助于你在社交时提高自信。

假如你不具备什么特长，也别担心。被动性质的活动也可能发展成一项谋生技能。比如你迷恋看电影，那么日后可以学电影专业，成为一名导演、演员或是影评家。所以，要努力地变被动为主动，同时尝试发展多方面的兴趣，即使那些兴趣难以持久。你对生活了解得越多，你的兴趣也就会越全面，当你面对纷繁的人事时，也就越发感到从容不迫。

给父母的建议

表扬女儿的爱好！不管她爱好的是什么，都是她能寻得安全感、幸福感、自由和潜力的方向，这也极可能是她未来职业的关键领域。

不要批评她是疯子或书呆子。她也希望自己能让你们满意，但她只有做自己才可能真正获得成功。她能假装成另一个人，去模仿别人期待看到的那些行为，可那不是真实的她。

她是上帝送来的礼物，而你就是她的守护者。这既是一条艰
难的路，也是一条恩典之路。

　　另外，她也可能一无所长。有位患阿斯伯格综合征的教
授告诉我，她没有任何特殊的天赋，但是她既然能在高等学
府闯荡这么久，那么也便证明了她有阿斯族群所具备的独特
专注力和勤奋心。你的女儿将不断地成长、绽放，她感兴趣
的领域也终会出现的。

2. 为什么聪明的姑娘不爱上学

　　尽管阿斯女热爱学习且求知欲旺盛，却不像外界所想象的那样都爱上学。对我们中的一部分人来说，学校的学习进度太慢、限制太多，导致我们无法尽情阅读或学习自己喜欢的东西。此外，在学校还要为社交问题操心，以致我们无法如内心渴求的那样在最短时间内学到尽可能多的知识。

　　除了极个别的人，大多数阿斯女都觉得上学很无聊，自己还受欺负。受欺负的问题会在本书中一再出现，也是众多阿斯女一生的梦魇。不幸的是，欺凌事件在正规学校似乎无法避免，而受欺负的往往是那些与众不同、在某些方面看起来对别人构成威胁、在其他方面又处于弱势地位的孩子，而阿斯女正属于这样的人。年幼无知的孩子受了欺负会惊慌失措，他们眼中快乐安全的世界也会变成彻头彻尾的噩梦。对于孤独症谱系中的小孩来说，受欺负可能引发创伤后应激障碍（Post-traumatic stress disorder，简称 PTSD）。

我不是典型的孤独症，也没有学习障碍，我是个快乐的"小怪物"，银铃般的笑声总是在学校的走廊和教室里飘荡；我即使算不得人见人爱，也一直被人包容着。在上幼儿园时，老师为了让我有事可做，会把其他孩子的作业交给我打分；听同学结结巴巴读故事对我来说无异于一种折磨，所以轮到我时，我尽可能读得飞快，想把浪费掉的时间补回来，同学们听了也咯咯笑个不停。五六岁的孩子要比那些稍微年长的孩子宽容得多，也更容易欣赏我的傻气。

在二年级到六年级期间，我会不时写写剧本，让同学扮演其中的角色。我有一副好嗓子，如果圣诞节老师让别的同学表演独唱，我就自己给自己写歌。我的朋友很多，然而到了青春期，一切改变了……

仿佛就在一夜之间，再也没有人欣赏我的独特了。过去缺乏社交能力只是让我显得与众不同，现在却成了让人无法容忍的人格缺陷。起初我只是受到排挤，朋友一个个离我而去，随后真正的考验开始了：吃午饭时没人愿意跟我坐在一起，所以午饭时间我一般会躲起来，结果 12 岁就有胃溃疡。这段时期我遇到了一个叫金姆的女孩，她是一个典型的爱欺负人的女生，她扬言要打我，说我甭想逃脱。在一年多的口头威胁以后，她的话终于兑现了——她在一大群人的叫好声中把我狠狠揍了一顿。

一旦挨打成了家常便饭，我也从书呆子变成运动狂，苦练俯卧撑来强健四肢。我原本最爱唱歌、大笑，但现在不是沉默就是哭泣；我的自尊心降到谷底，还得了创伤后应激障碍。但凡受过欺负的人都知道，那种风气一旦形成，你就成了众矢之的，无论强者还是弱者都想多戳你一指头。

为什么一个天赋异禀、备受追捧的女生会落到这步田地？我的家庭不幸福，在这番遭遇之前，我在家中早已沉默寡言。老师们也许注意到了一些迹象，但欺负我的人在老师面前比我更受欢迎。金姆不像我一样上通天文下懂地理，但是她自信、合群，不似我这般木讷消沉。说不定有些老师甚至觉得我活该呢。

老师往往没有能力或并没打算保护你。好老师会让孩子受益终身，差劲的老师则可能毁了孩子。

自从 1985 年我进了幼儿园，其他人对我的欺负就开始了。我们在指定的桌子旁边排排坐、做手工，我却忽然觉得非站起来盯着天花板转圈圈不可。老师见状就扯着我的头发把我拽进衣帽间，拿尺子抽我，说我给课堂捣乱。其他小孩躲在衣帽间的小窗后面偷看，觉得很好玩。从那以后同学们每天都欺负我，一开始是骂我，但很快就变本加厉地踢我、打我、揪我、咬我等。两次留级之后，我接受了测试。那个夏天，我转入外地一所学校办的特长生班，这时才第一次感觉自己能和别的学生打成一片了。(布兰迪)

身为阿斯，认识到你的天赋与缺陷并存是很重要的。但阿斯女即使在上学时已经被确诊，她的学校生涯也不见得一帆风顺。我上学那会儿还没有个别化教育计划（Individualized education plans，简称IEP），但其他阿斯女告诉我，那些计划并非总是见效。

我的学校有IEP，但从初中到高中我都过着暗无天日的生活，不停被同学和老师欺负，没人帮我。连续好几年我都有严重的抑郁症。因为我学习成绩好，所有人都意识不到我的困难。(安迪)

跟阿斯姑娘们聊天时，我一次又一次在她们的故事里找到共鸣。同学的欺负来得或早或晚，但总归要发生；孤独症谱系上的男女都不能幸免于难，但女孩对同性的欺负总是刻薄得多。格兰丁博士提议允许天分超常的孤独症孩子跳过高中直接上大学，对此我举双手赞成。在重视学业成就而不是人际关系的环境里，我们可以得到更好的发展。当然，我们也要学习社交，但可以通过和志趣相投的人相处培养这方面的能力，而不是直接被丢进狮子群里。我们生来容易情绪化，确实需要一个宽容的氛围，不希望动辄受批评。

跟孤独症谱系以外的女孩在一起，你就是摸不清状况。她们的冷漠对你来说可能是一种刻薄。（维德斯）

根据诊断结果或个别化教育计划，我们也许会被送进特殊教育机构，在那里一些好心人像看守一样看住我们，这是我们不乐意的。除非有阅读障碍这样的学习障碍，否则对阿斯来说，我们的情绪才是最需要被呵护的部分；至于智力，只要你给点养料，放手任由它生长就好（注意，我指的是那些高智商的阿斯哦）。

即使没受过欺负，阿斯的校园生活往往也是"一个人的乐园"。很多成年阿斯喜欢独处，正是因为我们从很小的时候就习惯这样。阿斯对外界的反应往往是"要么对抗，要么逃跑"，但我觉得这种反应是后天习得的——也许是在很小的时候，但不是天生的。

学校允许我提前下课，避开嘈杂的人群，而且我也不用在食堂吃饭。我希望交到一个朋友，一个能够理解我的人。（梅根）

每个阿斯女的学校生涯（尤其是小学生涯）都因人而异，因校而异。学校的面貌特质是由人决定的。我们都是独立的个体，面对不如意的状况，没有什么方法可以确保解决所有问题。有些阿斯女并未经过彻底的检查与得到确诊，也不曾接受个别化教育或特殊教育，但她们照样长大成才了，一方面是因为她们没有被逼着融入集体，另一方面是因为学校的风气没给那些恃强凌弱的学生可乘之机。

那个时候，教会小学是阿斯的天堂。教会学校纪律严格、风气正派、生活按部就班。于是我平安地长大了。孩子们被要求努力学习、遵守纪律、互相谦让。（波姬格兰）

别人的目光中但凡有一丝敌意，阿斯女就浑身不自在了。一个人的时候，我们聪明、优雅而风趣，但只需同龄人或老师一个不友善甚至威胁的眼神，我们就会像刺猬一样缩成一团。除此之外，我们的情绪和身体同样敏感，所以一旦受欺负就会进入恶性循环：对方见自己得逞，于是变本加厉，有些阿斯女被逼到角落，一再退让……最终我们还是觉得好死不如赖活着。换句话说，我们缴械投降了。有些极具天赋的阿斯女在高中或者大学阶段退学，不仅没拿到梦想的博士学位，而且由于得了创伤后应激障碍，连高中文凭①都没有。投降总比让人揍个半死要好啊！一旦离开了恶劣的环境，我们仿佛又有了力量，又可以控制局面了，而后者正是阿斯们所看重的。但总有一天我们还是要为此付出代价的，比如我们会在 42 岁时意识到自己再也无法从高中毕业，或是拿到本应获得的文凭。这时，当年那点可怜的成就感会让我们陷入悔恨。

我们是可以做出选择的，至少我们的父母可以。如果你实在过不下去，也许转学以后情形就会大不相同。

读公立学校时，我受尽欺负和嘲笑，是一路挣扎过来的。我害羞、反应迟钝，又罹患了阅读障碍。高中我去了一所私立的国际学校，那里鼓励学生按照个性发展自我。我在那里过得很好。（珍）

———

① General Equivalency Diploma 或 General Education Diploma，简称 GED。

给阿斯姐妹的建议

社交是校园生活的重要环节，不信你去问问每天孤零零吃午餐的人是何感受。尽量跟能接受你真性情的人交朋友，而不要一味去结交那些受欢迎的学生。不过你还是要充分利用学校提供的学习机会，虽然你巴不得一下课就回家，但请试着参加一些课外小组，这样你会接触到志趣相投的人，兴许还能在戏剧社或科学俱乐部里遇见另一个阿斯女呢。其实我们身边阿斯的数量要比我们想象的多得多，所以不要在沉默中独自挣扎，不要让自己的饮食紊乱或得精神疾病，不要放弃寻找那个能理解阿斯伯格综合征并且能理解你的朋友。

总有一些孤独症谱系上的朋友跟我倾诉他们在家、在学校、在公司被欺负的遭遇。他们不敢发声，不敢生事，怕情况恶化。可是还有什么事比受欺负更糟！它让人精神脆弱，健康也受损。阿斯姑娘，你们需要有人仗义执言、保护你们，可你们也要为自己挺身而出呀。我不是说你们要和欺负你们的人正面对抗，而是说你们要主动求助并维护自己的权利。有大量资料可以帮助你们应对欺侮和流言蜚语，其中包括我所写的另一本书《你好，我是阿斯伯格员工》。另外，在一些网站也能找到解决问题的步骤。去寻求帮助吧。告诉你的父母，除非其他学生停止对你的欺负，否则你就不去上学了。

我女儿在学校里就曾遭人嘲笑，于是我让她暂时待在家里，由我辅导她学习，直至我在城西找到一所更好的学校。她不是孤独症人士，但只要孩子受到欺负，家长都不应有任何容忍或妥协。

你可以自己去找一所适合阿斯孩子的学校，也可以让父母帮你找。我梦想着能有一所只向阿斯女开放的学校。尽管我现在还没听说过这样的学校，但我坚信它的出现是大势所趋。

我采访过的一些阿斯女甚至曾经被父母凌辱、殴打。如果父母对你施暴，你可以向其他能保护你的亲戚求助。如果你不善言辞，难以向他们描述事情的经过，就写下来给你信任的、有条件帮助你的人看。切记，暴力不可纵容，你也不必感到内疚，要保护自己，勇敢求助！

给父母的建议

你的女儿聪明伶俐，你知道这一点，她也知道，可是老师、同学、学校管理者、辅导员也许不知道。很多人将阿斯伯格综合征跟智力障碍画等号，以致我们不敢公开承认自己是阿斯。另一种情况是她的聪明显而易见——别人还在结结巴巴啃儿童读物的时候，她已经捧起了狄更斯的大作。如果你女儿天赋出众，她可能需要特殊的教学计划以及更多挑战。但是请记住，尽管她在某些方面看上去挺成熟，但她仍然是自闭的，在另一些方面相当脆弱、幼稚。如果她在年纪比她大的孩子面前会感到害怕，让她跳级就不一定是明智选择了。做真实的自己会让人感到幸福，这比学业的成就更加重要，因为它会给未来的幸福生活打下基础。

爸爸妈妈，你们一定要保护好自己的孩子，这也意味着教导并鼓励他们为自己挺身而出。当他人的欺凌危及孩子的健康和生命时，你们就必须介入。别怕惹事，不要把孩子独自留在危险中。一所学校宣称对欺凌事件不予容忍并不意味着它真的能做到，所以不要怕让孩子转学。虽然讨厌目前的学校，你的女儿可能还是不喜欢变动，但如果你发现她成绩退步、在社交上被孤立或者受到欺负，你就有必要认真考虑让她转学了。

世界各地有不少专为阿斯伯格综合征儿童开设的学校，所以不妨多多关注这方面的资讯。这在目前是个热门话题，我相信，专为阿斯女孩开设的学校总有一天会出现的。

3. 超载的感官

对我们来说，生活中潜藏着千千万万的导火索，它们在等待时机引爆，让我们平静的世界分崩离析。图像、声音、气味、触摸甚至是味道，都可能在身体上、心理上和情感上耗尽我们的能量。为什么其他人都注意不到的东西会让我们陷入恐慌？我个人十分赞成"紧张世界"理论（Intense World Theory）①。马卡姆（Markram）认为，我们不是机能钝化，而是机能亢进。过去人们通常认为孤独症人士的感官比常人迟钝，甚至对周遭事物浑然不觉，但实际情况恰好相反，我们什么都能感觉到，什么都闻得到，什么都听得到，还能察觉

---

① Markram, Rinaldi, 2007.

到不为普通人所知的东西呢。当然也存在一些例外，比如有的阿斯女就承认她们在孩童时期的感官并不敏锐。但是大部分阿斯都会说：我们能感知到的东西实在太多了！电影《德拉库拉》（Dracula）中的露西说："我听见老鼠在阁楼上跟大象似的来回跺脚走路。"我们会强迫性地关注这些微不足道的事物，不是因为我们神经过敏，或者想引起别人的注意，而是因为来自它们的刺激实在太鲜明了。

哪些东西能"引爆"我们的感官呢？我采访过的阿斯女们根据亲身经历给我列出了一份长长的清单：

> 吵闹的聚会、车流、排队、香水、荧光灯、扎人的衣服标签、电话里的噪声、商店播放的音乐、有人拉琴、香烟、空气清新剂、婴儿的啼哭、吸尘器的响声、浴室的排风扇发出的声音、警笛声、火警警报、鞭炮、吵嚷、汽车喇叭声、电动工具发出的声音、在车里大声播放音乐、无处不在的电视节目、广告、手机铃声、两个人同时对我说话、架子上摆太多东西、风、寒冷……

上面所列的只是清单的一小部分，但你肯定能看懂我的意思。不过即使你知道哪些感官刺激是导火索，也未必能真正了解我们的感受，或是明白这种感受产生的原因。不在孤独症谱系上的人可能觉得我们对这些感官刺激的恐惧是非理性的。其实，大风天气让我们焦虑万分，不是因为我们爱胡思乱想，而是因为我们看见树在乱晃，树枝在噼噼啪啪地打战，叶子在风中急速盘旋；风呼啸着，冲击着我们的耳朵，震耳欲聋，又拉扯着我们的头发，任它鞭打我们的脸和眼球，还拉扯着衣服，刺入皮肤……这就是感官超载！

感觉处理障碍（Sensory Processing Disorder）是一种独立的病症，却也是孤独症的症状之一。阿斯们多多少少都有这样的困扰。

声音超载

布谷鸟钟冷不丁地报时，这两个人还在谈话，第三个人却马上弯腰用手捂住耳朵，为什么呢？对大多数阿斯来说，不是我们的耳朵出了问题，而是我们处理声音的方式不同于常人。我们有着惊人的专注力，或许正是出于这个原因，我们往往一时只能专注于一种声音。所以我们打电话时，电视必须调成静音；与人交谈时，收音机就得关掉；我在打电话的时候，若是旁边有人，我就会坐立不安，我要么会请他出去，要么会请他安静一下。即使最微小的声音或动作也会使我分心。

> 有些声响别人可以过滤掉，对我来说却像声音碎片一样，让我心烦意乱……（斯特拉）

听觉和触觉上的高度敏感会严重影响我们的睡眠，好些人没有耳塞和厚重的毛毯就没办法打盹儿。我们的大脑像录音机，即便睡前只听了一首歌，它都可能一遍遍在脑海中重播，不容我们安然入睡。我们对接收的信息必须严格控制并且谨慎选择。

大多数或者说几乎全部的导火索是我们无法控制的。我们自己吵嚷或者用机器剪草是没问题的，但邻居做这些事就是另一码事了。听起来我们像是一群控制狂，而且有些虚伪——我们当中不也有人加入摇滚乐队，或者喜欢重金属音乐吗？其实这是因为我们对那类声音已经有了心理准备。只要能选择声音的类型和它出现的时间地点，我们就能暂时应付它的冲击。因此，如果你要治疗声音过敏，可以专门听那些令你不快的录音，控制播放间歇节点和音量，直至你适应它，它也不再困扰你。

视觉信息超载

阿斯们和其他孤独症人士都厌恶荧光，因为它会以一种只有我们能觉察的频率闪烁、震颤。但我们在处理视觉信息时还会遇到许多别的困难，比如周遭有许多人或物在移动。百货店里的东西并未移动，可是我们自己在动，所以那些商品在我们脑海中就会像漩涡一般不停旋转，以致我们头昏目眩，像在游乐园坐过山车一样。百货商店对孤独症孩子来说简直是人间地狱，而成年的阿斯女同样不喜欢大商场，这些地方到现在还会惹我们发脾气。我们更乐意逛小小的精品店。

最近，我花了一整天逛完历史名城波士顿。尽管我戴了耳塞和墨镜，并且尽量放慢脚步，但还是有太多东西灌进我脑子里，我脑海中存储了大把需要释放的图像和声音。晚上，当我试着入睡时，那些画面就像万花筒似的一张接一张地浮现，画面太五光十色、栩栩如生了，简直像看电影。当时我像发烧一样浑身发热，我的身体狂躁地试图把这些外部信息当作病毒一样赶出去。这一状况持续了一两个小时才慢慢缓和下来，我终于睡着了。有时我们无法忘掉一些不想看的画面，所以必须谨慎选择进入视野的东西，而其他人会以为我们挑剔、难以取悦、神经过敏，所以他们想邀请我们出去玩的时候总是十分犹豫，怕我们不喜欢。他们不明白，所谓"普通"的刺激对我们来说往往是超负荷的。

　　我不能看太多电影，因为它的画面太生动。我不愿意让那些画面一直嵌在我脑海里。当时去看《人皮客栈》真是一大失误，至今我都能毫不费力地回忆起片中最恐怖的场景！（安迪）

触觉超载

　　大部分人都知道阿斯族群喜欢柔软的布料和坚定有力的肢体接触，但是我们每个人厌恶的布料或物品却各有不同。装饰过多又不舒适的衣服对大部分阿斯来说是一种折磨。这不仅限于女性，只是女性服饰更容易被时尚潮流左右，而且人们在某种程度上总希望她们能好好修饰自己。你要是不信可以去任何一家商店瞧瞧，各种褶边、流苏、蕾丝、聚酯纤维、网格透视装、绑带……我们可不喜欢装饰过多或带褶边的衣服。我们有些人偏好柔软贴身的小背心和弹力裤，因为它们能保护我们的肌肤不受冷空气袭击；另一些人可能只穿宽松的衣裤，但总归是要质地柔软的。

　　孤独症婴幼儿对衣物极其敏感，只是他们说不出来。人们总觉得小女孩穿得像个洋娃娃才时髦，所以她们穿的衣服在蓬蓬袖的袖口以及裤筒上总是有松紧带。这种衣服简直是刑具，一天下来松紧带会紧紧勒进肉里。钩针编织的婴儿毯在夜间一点都不保暖，但那时我们还不会说话，无法告诉妈妈，只得挨冻。长大以后，妈妈再也不能决定我们的穿着了，但社会期望、工作制服、时尚潮流和时兴的服装材质取代了妈妈的位置。对阿斯女来说，现在的情况已经比几十年前——也就是二十世纪五六十年代强多了，至少我们不必借助定型剂把头发梳成蓬松高耸的样子，或者穿一堆尼龙和羊毛的衣服。但时尚潮流带给我们的难题仍然十分棘手，我们还是会遇到连裤袜、高跟鞋、哗哗作响的裙子、扎得人发痒的衬衫、塑身胸罩和紧身的裤子等。我们通常很怕冷，所以总是会套上一层又一层柔软、保暖却有点过时的衣服，而不考虑怎么穿好看。阿斯女穿衣是出了名的"要温度不要风度"。别人觉得我们不关心自己的形象，觉得我们不够女性化，甚至土里土气。我们也希望自己有魅力呀，但我们不想用别人的眼光来看自己，也绝不会为了被人接纳而搞得自己浑身不适。如果能找到一件合身、舒适而又时尚的衣裳，我们简直就像发现了圣杯一样。

　　在肢体接触方面，我们只喜欢紧紧地拥抱，但它未必适合所有场合，所以我们往往会回避一般人所热衷的礼节性拥抱。我很好奇欧洲的阿斯们是怎样应付吻颊礼的，因为我被吻过后总想揉自己的脸，好比一个 5 岁小男孩被姨妈亲了一脸口水一样！这也容易被误解成冷漠无情。其实如果我们愿意，也能控制肢体接触的分寸，我们会做许多充满爱意的事。

第六感

我相信在某些情况下，我们的感官高度灵敏，与动物的相差无几。我们会预感到一些事情。许多人以为阿斯们没有"第六感"，但我不这么看。这一能力在女性身上或许更为突出，因为女性的直觉生来优于男性。我想，我们的"第六感"就像幽默感一样，总是会略去显而易见的事物，注意别人忽视的部分。

> 我总有一些别人称之为通灵的经历。在我看来，它们完全合乎逻辑。毕竟人总有沟通的需求，既然你的大脑不让你用"正常"方式沟通，它就会换种方式来补偿你。（黛姆·凯文）

我可以告诉你，"9·11"事件发生前几个小时我就梦见它了；距2004年印度洋大海啸还有十个月，我去泰国时就在幻象中看到它。你肯定不信，但你可能会相信猫、狗和其他一些动物能预知地震，尽管这一说法也还没被科学证实。科学无法证实，并不代表这种现象不存在。

我认为这在很大程度上也是我们和别人相处不好的原因。有时某人笑着讲述一件事，我们却凭借"第六感"听到了截然不同的故事，这让我们困惑不已，只想尽快逃离。通常，我的"第六感"和事物的表面现象以及他人叙述的情况都有冲突，这时我会怀疑自己的直觉，但结局通常证明它们是对的。那些对大多数事情都持怀疑态度的人会认为是我促成了预言的实现。别人无法理解我们的"第六感"，反而认为我们是难以相处的人——简直就是偏执妄想狂。

感官问题无处不在影响着我们。它让约会变得困难重重："如果警笛响了，而我必须堵住耳朵逃跑，刚认识的这个小伙子会不会认为我是个怪胎？"它还妨碍我们就业："难道我真想每年花300美元购买令人痒痒的尼龙布工作服？"它还影响其他事情："我是想出门，但外面太吵／太冷／风太大……"

结果呢？结果我们大多数时间都躲在家里。

给阿斯姐妹的建议

我们最好把压力和感官超载当作一个整体来看待。大多数阿斯终其一生都会对外在环境极其敏感，这是改不了的。但如果我们在生活各个方面都照顾好自己，对感官刺激的反应就不至于失控。你必须善待你的身体和神经，这样，一旦吱嘎作响的货车经过，或是有人拉响火警，你会吓得跳开但不至于崩溃。

那么，我们应该如何照顾自己呢？

·锻炼

我们中的很多人仅仅关注自己的思想而不关心自己的身体，以为每天在工作或爱好上花 14 个小时就算是锻炼了，因为我们会觉得累。其实这根本不是锻炼。不妨试一试那些能把思想、身体和精神整合在一起的运动，譬如瑜伽。相比播放音乐的有氧健身课程，瑜伽可能更受阿斯女青睐。瑜伽能让人释放压力，疏通身体堵塞的部位，包括大脑。做瑜伽教练的时候，我的身心都更加平静。武术、舞蹈都是不错的锻炼方法，普拉提或迷你蹦床也值得尝试，因为你只需做一些重复性动作，而且不必去健身房，只要把器材买回家就行；室内健身脚踏车或者椭圆机也是可以放在家里的器械。健身房不适合阿斯女，那里陌生人太多，在他们面前做肢体动作会让我们觉得不适，但我们不是不能运动。可以试试慢跑、轮滑和跳绳。

·饮食

饮食非常重要，记得千万别吃含化学添加剂、糖和任何加工过的食品。我们有几套为孤独症人群量身打造的食谱，包括去麸质无酪蛋白饮食（gluten-free，casein-free，简称 GFCF）、特殊碳水化合物饮食（specific carbohydrate，简称 SCD），我们将在第 19 章中深入探讨此问题。

·疗法

科学家仍然在不断研发对孤独症谱系人群的治疗方法，其中常见的是认知行为疗法（cognitive behavioral therapy，简称 CBT）。这些疗法不仅可以提高阿斯的社交技巧，还兼顾到感官问题。

·自我保护装备

墨镜或有色镜片、帽子、耳塞、iPod、舒适的衣服、口袋里软绵绵的玩具都有助于屏蔽过多的刺激。另外，出门前记得带上水和食物，以便随时补充水分和能量。

·充分了解情况后再做决定

在决定要做的事、要去的地方之前，务必充分了解相关情况。我搬过很多次家，每次住的地方都靠近原野、公园、湖泊或大海，因为即便在确诊为阿斯之前，我也很清楚自己需要视觉上的平静和听觉上的安宁。尤其是近几年，我会避开城市和有太多视听冲击的地方，因为我知道自己在同一时间里无法处理这些信息。你也许向往住在纽约，但你可能招架不住那里持续不断的感官刺激。

有些人会设计"感官房间"，借助它在感觉即将崩溃时进行自我调解，或者帮助自己从崩溃中恢复过来。你可以挑选有助于自己彻底放松的光线、气味、声音、温度和质感。

给父母的建议

如果你知道某种因素是导火索，就避免让孩子接触到它。当然，导火索是不计其数且无处不在的。如果孩子身体上和情感上出现不适，要么移走导火索，要么带走孩子，别指望孩子能简单地"克服它"。这些感官刺激并不仅仅让我们感到不满，它们会让我们极其难受。许多疗法有助于减轻我们反应的剧烈程度，不妨寻找一下。

带阿斯女儿去购物时，每次最多逛一两排货架，这样她才能一点点适应商店的环境。逛商店的时候可以让她辨认各种牌子，可以指出她最喜欢吃的东西，这样她下次再来就能更好地理解周围的环境。让她戴上帽子和墨镜会有帮助，年龄较大的女孩可以戴耳塞。虽然这些装备会影响你跟她沟通，但利大于弊。

4. 疯疯癫癫的时刻

当感官刺激超载时我们会作何反应？我们情绪太过激动时又有何表现？这个要看情况，有时我们会偏头痛、恶心、情绪崩溃，但有时也会有一些"反刺激"（stimming）行为。

其实，我挺反感"反刺激"这个词的。它听起来很古怪，而且用在这里根本不恰当，它是自我刺激（self-stimulation）的简称，但实际情况却并非如此。简单来说，所谓的"反刺激"行为是指我们在焦虑不安、感官超载或疼痛难耐时，用特定的方式进行自我安抚，以便缓解不适、释放能量。有东方文化背景的学者可能会把原因归结为我们的"元气"被阻塞。

典型的"反刺激"行为包括以或大或小的幅度摇摆身体、

转圈或旋转物体、哼哼唧唧、或重或轻地敲打东西、拍手、敲手指以及许多其他的动作。如果出现的感官刺激让我们难以承受，我们就会用"反刺激"行为安抚自己。

小孩子在无事可做时会有"反刺激"行为，因为无聊的情绪令他们不安；他们吃了含有人工色素的甜食也会有"反刺激"行为，因为人工色素令他们浑身不适；看到超市里令人眼花缭乱的商品，被那里的灯光刺伤眼睛，他们同样会有"反刺激"行为；碰上大人大嚷大叫或其他小孩对他们太刻薄也是一样。他们周围无处不存在导火索。

长大后我们会有"反刺激"行为，可能是因为该交房租时手头很紧、车子要换轮胎、不得不早起去一个还不认识的地方而且不知道去了会做什么、要跟别的人一起吃饭（想到这里我总得深吸一口气）、感到孤独悲伤、想起让我们很有压力却不得不参加的活动。

记得我最早的"反刺激"行为是转陀螺、在马背上摆动身体，这发生在一个小女孩身上没什么了不起的。我记得当时眼前浮现出了一些图案，就像唐娜·威廉姆斯（Donna Williams）[①]说的那样，只不过我看到的是红色和白色的圆圈在黑暗中飞舞，让我觉得相当有趣，也相当舒服。如果我想让

---

① 澳大利亚女作家，高功能孤独症人士。

画面更酷炫一点，就会按住我的眼珠或是同时揉两侧的眼皮，这样就会浮现出一批新的圆圈。然而现在我不再这么做了。现在我作为成年人，有时会不成曲调地乱哼哼；每次做完演讲，我都跑步穿过整个停车场去取车，丝毫不介意被谁瞧见；要是压力太大，我会用双手按住头的两侧，一边挤一边摇晃。我想，这总比情绪崩溃或胃溃疡发作要好吧。

"反刺激"行为的产生原因可能是感官刺激、社交压力以及情感波动。在阅读以下"反刺激"行为清单时，请记住受访的女性来自各个年龄层，其中一些还受过良好教育，或者事业十分成功。

"反刺激"行为清单：

在球上或蹦床上弹跳，玩玩具，甩胳膊，摩擦某种衣料，啃指甲，左右或前后摇摆身体，旋转东西，用脚在地上画出各种图案，像打鼓一样有节奏地敲击东西，用左手腕的背面擦脸，扭动身子，打响指，踱步，摇摇摆摆，两脚交替踮脚尖，默念想到的东西，敲击、扭动或摩擦手指，在公共场合摇晃脚后跟，用一成不变的音调哼哼，唱歌，反复说同一件事，自言自语，在肚子上揉来揉去，抚摸狗狗，盯着云朵发呆，一遍又一遍看最喜欢的电影，在一句话的每个音节之间均匀地呼吸……

患有孤独症的人，即便身处不同的年龄段、受过不同的教育，都有一颗孩子般天真单纯的心，这从我们焦虑不安时的表现可以看出来。

　　我很喜欢抚摸（但抚摸的是东西而不是人），触碰到我喜欢的材料可以让我放松，例如抚摸书的皮套、收藏的士兵玩偶或我儿子的毛绒动物玩具。（丝芙）

长大以后，我们知道有些事不适合在公共场合做，但有时还是控制不住。

　　在公共场合，如果感官刺激超出了我能承受的范围，我就会轻轻摇动自己的腿或是敲手指。这些小幅度的"反刺激"行为可能或多或少令人反感，但请别因此认为我是彻头彻尾的疯子。（波莉）

　　做某些动作时我自己是完全觉察不到的。在公共场合，如果我担心别人的看法，就会尽量一动不动地坐在那里。有好几次，"反刺激"行为都让我陷入尴尬的境地，尤其有一次在餐厅，其他人都盯着我看。（安迪）

我们可以控制自己的行为，但有得必有失，如果我们在深感焦虑的时候不能用"反刺激"行为安抚自己，内心积聚的压力就无法得到释放，而我们也可能面临精神崩溃、偏头痛或肢体痉挛的风险。有时我的眼珠、嘴唇会抽动，而我却浑然不觉；在某些情况下，我对身体上的抽动则是半自觉的。我小时候还出现过发声抽动（vocal tic），就是在嗓子里发出咔嗒咔嗒的声响。这也许是一种持续行为（perseveration）。所谓"持续行为"是指那些我们无法控制的手势、动作或者某些不断重复的做事程序，也就是说它涵盖了抽动症、"反刺激"行为与习惯性程序。我以前不知道别人能听见我嗓子发出的声响，也就没有刻意去控制。我以为像身体乱晃这样的行为更容易被觉察到。但问题是别人会觉察到，直到我最好的朋友问我"你嗓子里老是在发出什么怪声音"，我才明白这一点。当时我简直吓坏了，于是尽量用意志力去克服。我相信自己的这种毛病后来被咬指甲或其他不那么出格的动作取代了。压抑"反刺激"行为的问题就在于，我们要么养成更坏的习惯，要么把焦虑和痛苦埋在心底，不去释放负面情绪。

我小时候，有一次妈妈看见我在厨房里摇来摇去，就骂我："你发什么神经！脑袋生锈啦？"从那以后，我就经常躺在上铺用脚踢床尾的挡板，简直把睡下铺的妹妹逼疯了。我在公共场合总是邋里邋遢，会去捡地上别人根本看不见的头发，一遍又一遍抠指甲缝里的脏东西，或者摆弄身上的衣服。20岁时，我学会了抽烟，后来历尽千辛万苦才戒掉。（布兰波尔）

我们的感情都比较幼稚、不成熟、孩子气，这一点在我们兴奋时展露无遗。我问其他阿斯女，她们兴奋时会不会有"反刺激"行为，并把她们的回答列成以下清单。这些行为和焦虑时的"反刺激"行为十分相似，只不过它们是在积极情绪"泛滥"时产生的。

　　高兴得跳起舞来，大笑，

　　拍手或拍打胳臂，

　　像小孩子一样大喊"哇哦"和"太棒了"，上蹿下跳，

　　挥动拳头，

　　笑得停不下来，来回快速踱步，蹦蹦跳跳，

　　唱歌，

　　尖声说话……

很多阿斯女提到，自己高兴时会尖声大笑，发出很孩子气的声音。我相信如此活泼的表现发生在女孩子身上也不算出格，而且相对而言更容易被大家接受。如此说来，我们在某些方面还是挺幸运的。至于别人能接纳我们到什么程度，就要取决于当时的场合和那些人各自的想法了。

　　我的强迫性行为多半跟媒体有关，例如看特定的电视节目和电影。因此，如果我看得过分激动，就会刻意停下来，出去小跑一圈，再回来继续看节目。（波莉）

　　假如大家都乐颠颠的，就不会有人说我古怪了。（黛姆·凯文）

　　人们似乎并不介意，而且有的人一发现他们能让我兴奋，好像就更来劲了。（安迪）

有的家长会送自己的阿斯女儿去上舞蹈课或者其他兴趣课程，让她们用这股精力去做有意义而且能被大家接受的事。

　　妈妈坚持要我把精力用于有益的事情，比如跳舞、武术、网球、击剑以及其他能消耗我旺盛精力的运动。

这样一来，我就不会乘人不备跳到别人身上去打架了。
（黛姆·凯文）

其他人要是找不到合适的发泄渠道，又因为被别人嘲笑或批评，就学会了压抑自己的心情，即使高兴时也选择不太引人注目的"反刺激"行为。

十几岁时，我发现自己跟别人不大一样。那时因为我上蹦下跳，别人就说："你发什么神经啊？"有时我走路时会把双手攥在一起压着肚子。心情不错时，我又会玩起大拇指来。我不太确定自己是什么时候养成这些习惯的。我想，至少这些习惯不太容易被人发现。（艾尔菲尼娅）

随着对阿斯伯格综合征的深入了解，我越来越明白为什么我以前总是被数落"不要这样做，不要那样看着别人，要有礼貌……"现在的我对自己满怀希望，也希望我的孩子们能够认识自己，爱上他们与众不同的地方。现在我又会做以前改掉的一些"反刺激"动作，比如跳着走路、抽陀螺、拍手。（珍）

　　"反刺激"行为通常是无害的，但要注意场合。最近，我在 iPod 里听到一首很火的歌（我之前不知道我女儿会给我播这首歌），于是一边听一边兴奋地跟着节奏拍手。这本来没有什么，问题是当时我正在高速公路上开车！有那么一小会儿我没控制住车子，直到出了事我才反应过来。

　　我们很难在外面玩得尽兴，因为一旦露出"真面目"，别人就会用异样的眼光看我们。害怕被嘲笑是我们封闭自己的又一个原因。其他人可能会误以为我们幼稚、精神失常或是在哗众取宠；加上我们通常很低调，一旦高兴起来忘乎所以，就会被误认为是在调情。

给阿斯姐妹的建议

　　现在我们已经能比较娴熟地控制在何时、何地以及如何释放"元气"了。至于在公共场合可以有多大幅度的"反刺激"行为，还是要由你自己决定。我知道有些事还是私底下做比较好。但如果我不会伤害到其他人，也不会让我关心的人觉得尴尬，我就会彻底放松自己，上蹿下跳、拍手鼓掌、两脚轮流跳、尖声说话、欢快地大笑。一旦我允许自己这样"放纵"，就会觉得浑身舒服，心情也会变好。我热爱自己的每一面！而且除非遇到极大的压力，否则面部抽动的问题也不再困扰我了。

我告诉人们，我可能会摇晃起身子、拍手或做其他动作，好让他们有心理准备，从而也帮助他们更真切地了解孤独症或阿斯伯格综合征。最近我坐飞机时遇到不稳定的气流，我跟旁边的乘客解释说，我因为害怕所以必须一直晃动身子。气流过去以后，我问她会不会觉得我特别古怪，她说："不会啊，我几乎想跟你一起晃呢。"

如果某个环境或人群无法包容真实的我，我就不会花很多时间待在那里。但我也知道你们中间有些人的工作环境或社交圈子是有一点古板的，不能接受阿斯女的"疯癫"。如果可能，就尽量不要扎头发，并且保证你有完全放松的时间。不然的话，以我和其他阿斯女的经验，你的神经和心灵都会受损，幸福感也会降低。记得要微笑、"反刺激"。这对你来说肯定比抽烟好得多。

给父母的建议

相信每一位家长都不愿意自己女儿的举止过于另类，也不希望她因此被别的孩子嘲笑。所以当她做出这些举动的时候，你可能会表现得有点严厉、苛刻。

如果孩子出现十分焦虑的"反刺激"行为，你就得试着弄清楚是什么在困扰她，并帮助她解决困扰或移走刺激源；或许是感官刺激超出了她的承受范围，或许她需要水准较高的谈话或深入的互动，或许她需要接受一些挑战或者做一些琐碎的家务和杂事，或许旁边有什么人引起了她的不快，等等。

大声呵斥孩子会使她羞愧难当，而如果她此时是因为心情愉悦而发生"反刺激"行为，你的做法就毁了她此刻的快乐。你要帮助她把注意力转移到一些积极、有益而且能被大家接受的事情上。如果你的女儿喜欢上蹿下跳，不妨给她买一张蹦床；如果她喜欢旋转，就让她去学舞蹈；如果她喜欢哼哼，可以鼓励她接受正规的声乐训练或是加入合唱团；同样也可以让喜欢敲打东西的孩子去打鼓。

因为孩子在公共场合出现"反刺激"行为而感到难堪，或是担心其他去教堂的朋友注意到她的鼻环，某种程度上都是你的虚荣心在作祟，是因为你关心自己的名誉。但她就是这样的。上帝已经把她赐给你，让你去哺育她、呵护她，让她茁壮成长，你就要学习无条件地去接纳她。

假如她的"反刺激"行为会伤害到自己，那就另当别论了。我采访过的大部分阿斯女都表示，她们会伤害自己是因为遇到以下几种情形：一是用错药；二是良性的"反刺激行为"被制止；三是小时候受过凌辱或欺负，留下了心理阴影。

所以家长一定要找出她自残的根源。不管她的"反刺激"行为是良性的还是自残，在调查清楚情况、让她接受彻底的检查以前都不要轻易用药。在后面的章节中我会专门谈到药物治疗的问题。

5. 指责与自责

阿斯特征表中有一项：不敢与他人对视，以致不明就里的人觉得他们做贼心虚。但我认为缺乏眼神交流不是重点，重点是我们在成长过程中对别人的许多指责照单全收，因此总是背负着愧疚感。

我们除了"反刺激"行为还有很多其他不合时宜的举止，所以从小到大不断受家人、师长、朋友和其他旁观者指责，怪我们做事总是出人意料又不受控制。即使孩子行为得体，也会因为不善与人交往而受到责备。由于从来搞不懂自己错在哪儿，我们从很小的时候心思就开始不再单纯，总是充满了深深的困惑、被遗弃感乃至罪恶感。

我的举止透露出不少孤独症的特质，人们总认为我是故意为之。我，就是搞不懂！（波莉）

小时候我还没被确诊为阿斯，在家里我的症状也一直被忽视。一旦在学业或人际关系上遇到困难，家人总是吩咐我"振作点"或"别这么做"！（布兰迪）

在确诊为阿斯之前，我们生命里都有一个黑洞，里面填满了各种猜疑和标签……

学校辅导员觉得我就是个顽童。我看过不少精神科医生，接受了很多检查，在 12 岁那年终于被确诊为阿斯伯格综合征人士。（赖利）

即使得到确诊，阿斯女身边的人仍然会觉得她的一些举动是有意为之。出于无知，有时也是因为嫉妒，亲戚朋友常常责怪她做出夸张的反应来引起别人注意，甚至认为她是故意表现出情绪崩溃的样子。如果父母护着她，亲戚们批评的矛头可能就会转向父母——谁让这些亲戚根本没有心思去了解阿斯伯格综合征呢？

　　我的女儿很小就被确诊。在我印象中，亲戚们一直觉得我们在娇惯她，认为我们应该对孩子严加管教。他们不理解我们为什么允许她发脾气，允许她不和其他人来往。她渐渐长大以后，全家人对待她的方式也变了，原来把她当作被宠坏的小孩，后来几乎当她是弱智，表哥表姐们一起玩时也从不带她。我妈妈很怕她，单独跟她在一起时会很不自在。（黛博拉）

小男孩在公共场合淘气已经够气人了，而人们一般会认为"女孩子要更懂事才对"。

　　我会突然崩溃。爸妈吓唬我说，如果我不改就把我关起来。（娜迦）

　　我常常因为在社交过程中把事情搞砸而被责备，大多数时候大家都不能理解我为什么会这样。他们只会说："你总该知道自己做了什么！"但，我从来都不知道。（艾尔菲尼娅）

这些责备引发的后果是阿斯们所有特征中最可怕的，就是我们可能一辈子都在罪恶感中挣扎，甚至连交朋友、谈恋爱的兴趣都没有，但有时又很容易去招惹别人。从小到大，我们通常都努力讨好别人，尽量不惹麻烦，结果却总是闯祸。我们竭尽全力要做到举止得体，我们以为只要自己非常优秀，就能讨人喜欢，一切也就迎刃而解了。在职场中的成年阿斯身上，我总能看到这一点。他们尽量不惹麻烦，但别人还是会指责他们做错了事，而他们自己却一头雾水。

进入青春期以后，情况非但没有好转，反而越来越糟。我们可能会开始强化那些受到指控的行为。如果人人都说你惹是生非，那就不惹白不惹！

　　我过去的生活环境很压抑，我的一举一动都在严密的监控之下，一旦做不好便立马挨批评。我做什么都是错的。我开始出现社交恐惧、选择性失语症、不敢与他人目光对视、胆小怕事、说话含混、乱晃身子、坐立不安。由于我是女孩，别人都以为我只是害羞，后来又认为我是处在青春期或刚刚成年的原因。别人总告诉我："以后慢慢就好了。"（艾伦）

但是那个"以后"其实从未来到。我一辈子都感觉，我"理应"做得更好，"理应"比现在更好地驾驭工作、生活、人际关系以及其他的一切。当我被朋友、男朋友、丈夫抛弃或被老板解雇时，他们都会说："你很强大，你会过得很好的。"但我丝毫不觉得自己强大，只觉得自己一无是处又十分脆弱，却说不清原因！我自认头脑发达，也没有发疯——至少我希望没有。医生和咨询师列出了我的各种行为问题（如今看来多数是阿斯伯格综合征的症状），即畏惧变化、情感不成熟、有强迫性行为、控制欲强、缺乏弹性、抑郁、自我中心。这些所谓的"症状"听起来更像是批判，又好像在暗示我，既然我知道问题出在哪儿，就应该有能力去改进，"因为我显然聪明得很"。不用说，我在每个咨询师那里接受辅导的时间都不长。我得出一个结论：我没毛病，其他人才有毛病。这个想法管用了一阵子，直到我有了女儿，而她对于我的看法竟然和别人一样，还能挑出更多的刺来，比如性情古怪、社交畏缩。我感到自己被彻底孤立了。后来我发现了"阿斯伯格综合征"的存在。

　　不管是因为医生明察秋毫，还是因为自己做足了研究，我们一旦确诊，便会如释重负。可是一旦有人问"你怎么就做不到"，或是我们发现自己就是做不到，我们又会捡起已经卸下的包袱。引起我们感官不适的新状况会不断出现，我们会因此而恐慌、崩溃。知道自己有阿斯伯格综合征并不能解决所有问题，也不会让你在一夜之间掌握社交的本领。再说，不是你遇到的所有人都知道你有自闭倾向，他们还是会用普通人的标准衡量你的行为。

我们在某种程度上会一直用他人的指责来怪罪自己。不管我们承不承认，大多数阿斯女都会因为驾驭不了一些日常生活琐事而感到羞愧难当，因为其他女性做起这些事来并不困难，不管是保住工作还是在他人面前侃侃而谈，是发展友谊还是增加存款。而只有在阿斯女的群体中，我们才能放心地说，我们为这些事真是受尽折磨。

我们会自责的另一个原因是，阿斯伯格综合征不像癌症或其他恶性疾病，它并不是什么显而易见、危及生命的病症，而我们也都知道这一点。我们看上去很"正常"，通常还聪明过人，有的人毫无学习障碍，有的人有学习障碍，如失读症，但不明显。别人吩咐我们要解决这些问题，我们也希望自己能做到，甚至有一部分人认为自己"理应"做到。但你不知道让一个阿斯解决这些问题，就等于叫一个坐轮椅的人走上二楼啊。

男性自然承受着诸多压力，但女性也不轻松，因为社会要求她们"上得厅堂下得厨房"，既要贤良淑德又要伶牙俐齿，因此她们也有自己特殊的压力。

给阿斯姐妹的建议

有些家人会尽可能阅读所有跟阿斯相关的书籍，并给予你百分百的支持；有些则懒得花这个心思，他们大概觉得已经把你看透了，所以不想听到任何与他们意见相左的观点，也不愿重新审视对待你的方式。大部分家庭的反应都在这两极之间摇摆。假如你的年纪不小，家长也不年轻了，他们可能不太愿意相信你有孤独症而他们竟然从未发现。

如果你的童年过得很艰难，无人支持，我想说：不要因此灰心，以致对所有人产生偏见。世界上是有好人的，你也会找到他们的。你要知道，生活中所遇到的每一个人都有善恶两面。有些人比其他人更善良；有些人会在你身上发现他们欣赏的东西，从而产生共鸣；有些人则会抓住你所谓的弱点来批评你、欺负你；有些人想和你交朋友，愿意支持你，甚至保护你；有些人则会利用你；有的人可能这次帮助你，下次却背叛你。我自己就在这种环境中生活了多年，而我的家人至今仍然不理解我。他们知道我在从事阿斯知识普及教育，但仍旧会在上一秒表扬我，下一秒却又指责我的阿斯怪癖。

你最好的做法就是相信自己，也相信大部分人都有善良的一面。你如果处理得当，就可以把别人善良的那一面激发出来，正如击打音叉时，音高相近的吉他弦会产生共鸣。你很特别，你有力量唤醒他人心中与你相近的品质，这些品质可能是他们原本拥有却从未发现的，他们也会在你的影响下从另一视角来观察人生。你的存在不是无缘无故的，世界会因你而更加美好，也会有人来欣赏你。随着你年岁渐长，我希望你能越来越自信而不是自卑，不要像我们中间的很多人一样总是闷在房间里，每天晚上都借助看电影、读小说打发时间，只因为我们了解外面的世界却不喜欢它。如果你实在不满意自己所处的环境，也可以发挥创意，搬到一个能让你发光的地方（前提是你已经成年）。"燕雀安知鸿鹄之志哉"，不要一味盘旋在不属于你的低空，一生碌碌无为。

　　但愿你有个良好的家庭做后盾。我深知被家人当作害群之马的那种挫折感和孤独感。可笑的是，一个有问题而不自知的家庭总会让你觉得问题在你，因为你跟他们格格不入。我深信阿斯们之所以会有心理问题，主要是因为不被接纳、受欺负或被指责。有朝一日你将有能力组建自己的家庭，那时你可以为家人营造更好的氛围，让家里充满阳光、爱意、嬉笑、创造力、知识和幽默感。而且在家里你想怎么着就怎么着，哪怕养十五只蒙眼貂和羊驼都不成问题。

给父母的建议

　　首先，不要因为女儿是阿斯而自责或者怪罪丈夫。其次，不要责怪女儿，因为她是上帝赐给你的一份礼物和祝福。

　　有意思的是，我发现所有真心爱孩子的母亲都把孩子的不完美之处看成自己的错。我在怀孕第一期感染了严重的病毒，为此内疚了好几个月，不停地想：也许我不应该去医院上班……也许我不应该得病……也许我根本不该去工作，在家好好养身子就行了……有时内疚能把一个人逼疯。但随着年龄的增长，我也渐渐想通了，女儿的人生路非我能掌控。我惭愧自己怎么可以觉得她不健全。不管她有没有阿斯伯格综合征，我都全心全意爱她，她在上帝的心意中是完美的。让我难过的是，有的医生和治疗师会因为孩子不符合正常标准而责怪父母。那些被贴标签的人也是一个完整的人，他们能让这个无聊的黑白世界变得多姿多彩。我认为不管孩子是否成年，父母都应明白这一点。(黛博拉·泰多妮，阿斯支持小组的组长)

　　你的女儿也许不好带，有时她宁可独处(结果她也不得不自己处理很多事情），但她需要你的养育，需要你为她提供食物、理解、安全感和建议。她对这些东西的需求并不亚于一个正常的孩子，却因为个性孤僻容易被父母忽视。你要避免这种情况发生。

她生活中的困惑已经够多了，别让指责与内疚成为她生活的一部分，因为这些负担极有可能引发心理疾病（许多人以为阿斯伯格综合征属于心理疾病，事实上它是神经性的），以致医生或治疗师只关注一些心理问题，却没想到阿斯伯格综合征才是问题的根源。

你的女儿也许一辈子都要跟感官问题、社交困难和世俗偏见对抗。为了让她的人生有个好的开端，请接纳并拥抱她的小怪癖吧，虽说她可能不喜欢肢体上的拥抱。

6. 女汉子

从青春期开始，性别问题就开始困扰我，因为我同龄的女性朋友都会花更多心思去打扮，而不是读书，而且她们对男孩比对我还要好。据说所有的洗涤用品都让女性来做广告，而每部电影的预告片都由男声来配旁白；不管这种说法是否属实，我都不能完全认同社会强加在两性身上的性别角色。

以性别为界探讨阿斯患者的特征，这对于谱系上的多数人来说意义不大，因为无论从习惯癖好、行为方式还是内在本质来说，我们都更倾向于中性。

我觉得性别角色是善意性别偏见[1]加给我们的负担。小时候我不明白性别意味着什么，也因此受人欺负。我搞不懂何谓"女人味"。我对"女性"的刻板印象就是无聊、小气、物质、没有理性可言。我宁可被人排斥，也要做一个有情趣的人。（安迪）

我们女性化的外表往往掩饰不住中性的特质。有很多次，别人要么以为我有异装癖，要么以为我是同性恋。其他阿斯姐妹也有过同样的遭遇。

读高中时，女孩们当我是另类，既不是男孩也不是女孩，而是一种特别的生物。（艾尔菲尼娅）

在我心目中，我同时拥有男性和女性的身份，并能直观描述出男性的那个"我"。

我从未觉得自己是个女人，也无法像别的女孩一样。我感觉自己身上有一半是男人，一半是女人。（卡米拉）

---

[1]　Benevolent sexism（BS），指人善意地将女性形象限制于某些性别特征之中。

我发现，大部分阿斯女对性别都有类似看法。我们的阴柔和阳刚并驾齐驱，这在不同的人身上有不同的表现：有些人选择了"中性化"的社会角色，挑起养家糊口的重担，或者把孩子丢给父亲，自己一心追求事业；另一些人则表现出"中性化"的性取向，虽然多数阿斯女是异性恋，但相当多的人表示她们并不介意伴侣的性别。这种"中性化"最常见的表现，是我们无法成为社会所期待的"女性"的样子，而且对这种期待毫不关心。我们向来我行我素。

大约7岁时，有一次我跟一个男孩玩桌上曲棍球，我只差一球就能击败他了。当时我从他的表情可以看出，他不敢相信自己竟然会输给女孩。然后我进球了——我从不在男生面前打退堂鼓。但女生多多少少总让我觉得不可理喻。天知道娇滴滴的姑娘们玩的是什么游戏，反正我一直百思不得其解。（维德斯）

虽说我们对自己女性身份的认同度不深，但别人还是会拿我们当女人看待，并且用非孤独症女性的标准来衡量我们的行为。事实上，我觉得以男人的标准来衡量可能会更恰当、更公平，毕竟这个社会并不期待男人一定要擅长社交或者充满母性。其他阿斯女也认为这样的衡量标准会公平得多。

　　社会衡量一个女人是否优秀，往往看她能不能身兼数职、管理情绪、化解干戈以及抚慰他人。总说男女平等，但不管人们是否能意识到，他们总是期望女性承担更多使他人快乐的责任，这对于孤独症谱系上的女性来说太离谱了！（斯特拉）

做女人也意味着社会期待我们好好打扮自己。我曾经在书中读到，女人一生平均要花数千小时（好几百天）用于出门前的梳妆打扮。在我们看来这真是愚蠢至极。保持外表的整洁干净与性别无关，但社会还是期待我们更多地装扮：涂化妆水、擦乳液、打粉底、戴头饰……（我会在第8章中进一步讨论这个问题。）

　　我从来不会买一大堆鞋子，搞不懂为什么有人需要或想要那么多双鞋。我化了妆以后总想把自己的脸抓下来，因为化妆品像个面具似的让我无法忍受，我也不想忍受。（艾尔菲尼娅）

让我们苦恼的不仅是性别问题，还有我们的身份。有些阿斯的个性会根据当前的角色设定，以及多变的兴趣而不断转换。

　　　　我就像阿斯女特征列表中所描述的，是一条变色龙。
　　我无法清楚地勾勒出一个独特的自己。（卡米拉）

　　我们是容易受影响，还是真的很善变？这种善变是源于
渴望从多个角度体验生活、源于对自我身份的不满，还是因
为我们不知道自己究竟是谁？小时候，我希望尽我所能去看
这个世界，成为不同身份的人，做各种各样的事。我如饥似
渴地阅读、旅行，希望能满足自己的渴求。还记得那时我常
觉得自己是空心的，需要用各种经验来填满，从而塑造出属
于我的个性。而我遇到的其他人似乎都已经有了明确的身份，
也就不需要那么多新的经验了。

　　我甚至能迅速学会某地的口音，似乎也是为了成为某个
群体的一员，给自己增加一种"身份"。我曾经在纽约当女主
播却被解雇，因为我通过与厨房员工交谈学会了西班牙口音
的英语，以致老板误认为我是非法移民。住在英格兰时，我
又说一口地道的伦敦腔了。

　　我们是性别、文化甚至是人类中的异类分子吗？"异类"
这个词常常被用来描述跟阿斯伯格综合征有关的经历。有些
人从小不仅觉得自己特别不像女生，而且会觉得自己像是来

自其他星球的人。这大概是我们中间有那么多人爱读科幻小说、爱做白日梦的一个重要原因吧。C.S. 路易斯和 J.R.R. 托尔金的作品给了我希望，也许真的存在另一个适合我的世界呢。我买的第一张唱片是大卫·鲍威的《奇异空间》，那时我才 6 岁，却觉得自己和他描述的角色极其相似。我感觉自己的确活在一个错误的世界里，尤其是活在一个错误的家庭中，反正肯定有哪个地方严重出错了。我绝对不是唯一一个有这种想法的阿斯女，事实上，我采访过的每个阿斯女都觉得自己和这个世界格格不入。

> 我现在依旧喜欢《X 战警》。小时候，我会想象自己是个突变体（可惜没有超能力），这样即使我与众不同，也还能和他人一起生活。（黛姆·凯文）

给阿斯姐妹的建议

我们中的大部分人并不需要别人在性别方面给我们建议，而只需要被认可。我们身上的女性特质与男性特质旗鼓相当，这是一件值得骄傲的事。如果其他孩子捉弄你，你要知道我们每个人都有过这种经历，而捉弄我们的孩子后来在心智上往往没有什么长进。那些清楚知道自己是谁的人，在某些方面是幸运的，但也有可能因为缺乏挑战而得不到成长；而我们是渴求知识的，只要不压抑自己，我们的个性就会不断发展。

我们的自我认知会随兴趣而变化，从这个角度来看，我们确实是天生的"变色龙"。但我相信无论我们的外在特征如何变化，每个人都有贯穿整个人生的核心特征。在本书中，我访谈过的每位女性都有独特的声音和形象，可能她们自己还觉察不到，但我却能认出她们鲜明的个性特征。

所谓的"身份"和"正常"都是社会建构起来的概念。我在《社会学101问》（基础社会学）中学到过这一点，而环游世界则让我对此有了切身的体会：某个地方的礼节，在别处会显得无礼；在某些文化里，字母顺序跟我们的刚好相反，人们要从右往左、从后往前阅读。既然阿斯们没有故乡和发祥地，我们就有更广阔的空间，可以自由地创造属于自己的文化、规则和生存环境。一名阿斯女曾说："除非某件事是危险的或不健康的，否则一定要放手一搏。"

你需要用一些更崇高的核心价值来充实自己，从而建立自己的身份——可能每个人都有自己汲取灵感的源泉，比如仿效超级英雄、宗教圣贤或书中的某个角色。我们是通过模仿并赶超他人来习得社会行为的，而去模仿那些受欢迎的人会导致我们习得一套根本不适合自己的行为方式与道德观念。所以，模仿须谨慎。

给父母的建议

有个阿斯女儿，对爸爸们来说最了不起的地方就是她可能更愿意帮你修车、垒城堡，而不是帮妈妈烧晚饭。她的这种特质可能会被忽略，因为大多数时候她都独自待在角落里，沉浸在自己的思绪中。

阿斯女会成为疯疯癫癫却又聪明过人的假小子是在情理之中的。如果她想把卧室装饰成精灵王国，或是沉浸在奇幻小说中不能自拔，也再正常不过。为什么要感到不安呢？常言道，我们身在这个世界却未必要属于它。这个世界并非我们所造，因此，我们萌生为自己创造一个世界的渴望与需求也就不足为奇了。

我们的这种特质可能会导致我们焦虑不安，热切渴望积累更多经验，充当不同身份的人。我们也可能因此频繁更换专业、工作甚至居住地点。如果你的女儿看起来像是迷失了自己，她可能只是想模仿并赶超他人，而且我要再说一遍，这很正常。不过，如果她的行为背离了她惯常的原则，你就得找出问题的根源，帮助她采用更恰当的行为模式。

7. 缄默的青春期

这是一本写给女性的书，所以毫无疑问你会期望我来讲一下生理周期。说实话，一开始我并没有打算讲这方面的内容。生理期是让所有女性深感不便的一项生物学机能。我打听了一下，没有人真正关心这个问题，没有人来讨论它，但它其实是非常重要的。原因之一，它使人体的化学元素混乱；原因之二，有些阿斯伯格综合征女孩到青春期才表现出突出的孤独症症状，此前她们看起来才华横溢，但青春期一来，你就可以看出她们孤独的软肋。

应对种种社交困境和青春痘的爆发已经给我们带来重重困难了。在这种情况下，经期确实会带来更多的障碍。而且因为可能没有朋友，我们找不到人说话，所以不弄明白这是怎么回事。学校所用的晦涩乏味的教育影片只会使我们尴尬，并没有真正描述清楚什么是生理周期。

在我成长过程中，有一些性教育课程，回过头去看，都相当基础和肤浅。那些课程没有面对这样一个事实：我们的身体是为了人类繁衍而发育的。（蒂娜）

我们所处的社会也没有直接给予解释，生理周期被视为怪异、可怕的。月经本是一种生物现象，却被迫与宗教和道德挂钩。真叫人搞不懂。在某些文化中，女人的经期被看作是她受的诅咒，繁衍后代必需的女性生殖器官，却带上了耻辱的色彩。"死脑筋"的孤独症女孩们可能更加地感到蒙羞。

每当我必须在学校更换护垫，我的脸都涨得通红。好像每个人都知道我的秘密，尽管可能无人知晓。对这些很自然的事情，我却强烈地感觉羞耻和内疚。（艾尔菲尼娅）

把卫生巾/护垫带到学校，并且记住勤加更换，对我们来说是一项全新的生活习惯，何况我们还得承受噩梦般的痛经呢。阿斯女不喜欢被盘问审查，而生理周期来临时，我们仿佛都感受得到别人异样的眼光，于是羞得抬不起头。我们总有漏红的错觉，隔五分钟就想去一趟厕所——你懂的。相对于一项身体功能，我们其实会更多地觉得羞耻和尴尬。即使去小便，旁边位置有人时，我们也会缩缩鼻子，觉得不好意思和害怕。而心理障碍的大小，取决于我们获得多少生理教育信息和我们家人的思想开放度。

高功能孤独症女孩和普通非孤独症女孩的另一区别，是普通女孩把生理周期视作女大十八变的美丽信号，而孤独症女孩不欢迎生理周期闯入她的少年期和人生。

与此同时，我们可能出现选择性缄默症，或者缄默症发作的强度和频率可能增加。缄默症由严重的社会焦虑引起。打个比方，与社会接触时我们的反应犹如吓呆的小鹿一般。人处于危险时会受大脑的杏仁核区域的控制而行动僵化。据我们所知，阿斯人士大脑的杏仁核区域会受到他人刺激的影响。普通人觉得平安无事之时，我们却看到了大量危险。

我采访过的阿斯女几乎都在人生某些阶段经历过选择性缄默，有些人始终没走出来。阿斯们的思想和舌头都时不时会发生罢工，那种体验对我们来说很不爽，但社会却期待女孩是天生的"社交型生物"。你什么时候听说有人用"深藏不露"来形容女孩子？如果一个女孩在交谈中默不作声，人们会认为她太害羞或是不友好，甚至可能有智力问题。在一个

强调自信胜过内涵的文化氛围里，这种羞怯和内敛使我们倍
感尴尬、孤立。

　　许多时候，我的大脑处于死机状态，连续几天不知
道该说什么。我失去了参与沟通的能力，我也不喜欢听
见无意义的对话和一遍遍唠叨。（艾妮蒙娜）

　　我还是小孩子的时候，这种情形一再重演：有人冲
我大发雷霆，我不知所措，喉咙痛得要命，一个字也说
不出来。（萨姆）

我们常常不仅仅是失语，有时还会失去思考的能力。这
种状态好比唱片机上的指针，那根指针就卡在一首不愉快的
歌上，动弹不得。

　　我还可以思考，只是很迟钝。我想开口交流，却不
知说什么。这种感觉，像是头脑里塞进太多的信息，以至
于死机了；又像高速公路上车流太多，发生交通堵塞。所
以，慢慢地我就说不出话来，慢慢地又莫名其妙恢复语言
功能。我的思维需要时间才能重新流动起来。（布兰迪）

在我童年时，失语症第一次向我袭来。当时家里一片混

乱，不时还充斥着火药味。有时我在家几天都不和姐妹说话，甚至长期沉默，但他们都把我当成空气，毫不关心，完全沉浸在自己的生活中。学校曾经是我的避难所，直到某一天，我开始受人欺负。与此同时，我心爱的田野和丛林也被高楼大厦和购物广场代替。

青春期时，我的缄默发展到了顶峰。无论是和高年级同学在一起，还是受欺负挨揍，又或是在社交聚会上，我都一言不发。聚会上的交谈没有特定的结构或目标，所以大家都显得很轻松，知道该对别人说什么，仿佛事先就准备好了。只有我不得不即席发挥，这一切让我大为困惑。在少有的自信时刻，我能虚张声势蒙混过关。但多数情况不是这样。我一开始就觉得不自在，觉得不属于这里，对于参加聚会的某人我会有敌意。这种不舒服的感觉会越来越强烈，我的四肢慢慢瘫软，我感到自己不仅失去了语言能力，也变得笨手笨脚，连动一动都很难。我的思想也冻结了，我一遍又一遍地想"他们不喜欢我"，并且还停不下来。人们交谈的时候，我极少插话，想方设法做个隐形人，这样反而凸显了我的社交障碍，我甚至无法起身离开，好像被焊在了椅子上。其他人不时回头望望我，目光就像探照灯。有时，他们的目光充满疑惑：咦，这个女孩怎么了？我觉得自己就像电影《始乱终弃》里受围困的船长，只是没有可以藏身的石头，他们总是能逮住我，问些很直接的问题，强迫我说话。这时我只会嗯嗯啊啊，或是重复其他女孩说过的话。最糟的是，我一个劲儿笑，这种情形下更像是紧张地傻笑。我脑海中不停盘旋"他们不喜欢我"，然后骂自己"放松些，你到底怎么了呀"！一旦这些想法启动，就停不下来，直到我离开引发这种状况的人或者环境，直到我重新独处或者与密友在一起，这些痛苦的感觉才会缓慢散去。

这种状况无疑损害了我所有的人际关系，即便是最好的朋友也会厌倦我的奇怪言行。这种经历让我感觉很恐怖，抑郁得想自杀。记得小时候，有一次我就把头伸向了煤气罐。我不懂自己到底哪里有毛病，为什么其他小孩都好好的，甚至是被我视作"傻蛋"的小孩，也能在他们的小圈子里顺畅地说话和开玩笑。这种缄默的感觉把我推进了深深的谷底。

周末，朋友请我出去玩，从始至终我都处于选择性缄默状态。我无话可说，除非他们问我具体的问题。能够不结结巴巴地说话，对我都是一种挑战。（艾伦）

身陷困境或是在某些社交场合，我的脑子会短路，憋不出一句话。这是世界上最悲哀的事！我的人际关系变得紧张，自尊心也很受挫。（布兰波尔）

这种麻痹缄默的状态会层层升级，最后我几乎晕厥了。根据美国孤独症中心的史蒂芬·埃德尔森医生在2009年的说法，四个孤独症小孩中就会有一个在青春期经历这种非典型性的痉挛，然而临床诊断并不明显。选择性缄默可能就是这种亚临床性的痉挛导致的。我总是感觉大脑缺氧。有一次我晕倒了，引起了妈妈的警觉，她带我去做了脑部CT，结果没查出任何异常，因为轻度亚临床性的痉挛通常不能通过脑电图发现。

在那个年代，很少有小孩去看心理医生，而我也没接受任何治疗。但我的一位亲戚，说我是坏孩子，拒绝再和我接触。我被孤立了。邻居小伙伴和同学都爱吓唬我，老师被蒙在鼓里，家里也正乱成一团。我彷徨地站在青春期的门槛上，不会好好说话，也不会好好走路（据说我走路时手臂摆动的幅度太大），头发永远油腻腻的，思维与众不同，怎么看都不像是个正常孩子。不用说，那样的生活犹如地狱，而缄默症是一个恶魔。有过这段成长经历后，我就不与那些拥有快乐童年的人交往了。我对他们充满了羡慕、嫉恨。

沉默一直是我最大的问题，有段时间我很难流利地开口说话。我的大脑不是以语言的形式去思考，而是充满了图像和声音。当我紧张不安时，大脑的语言转换系统就会死机。我想了又想，却不能把思想转换成语言，这太让我受伤了。同样地，这也伤到了跟我说话的人，因为我不能很好地回应他们。（安迪）

药物对我们不管用。我在少年时代，试过以喝酒、服药的方式来改变自己的沉默和社交笨拙，看看安慰剂能否帮助我打开思路，以另一种方式感受这个世界。这也是我融入邻居朋友圈子的一种法子。可实际上，药品对提高我的社交技能没起到任何作用，反而让情况更糟了：吃药后，我的结巴和缄默加重了。阿斯女和家长们千万要小心，对于会影响情绪的药品，我们比一般人更加敏感，而那类东西对我们的健康相当有害。

个别时候，我真的能在聚会上放松下来，侃侃而谈。时至今日，如果我感受到某人的威胁，我就会无法理解他的语言，觉得他的话杂乱无章；同时，我自己的表达能力也受影响，变得漫无头绪。现在，我把这种情形作为一个预警雷达。虽然我在学习与人交往，但我不会和这样对待我的人深交。和气、客观、心胸开阔的人是不会令我的缄默更严重的，他们才是我想交往的人。我从其他阿斯那里了解到，我们都有第六感，那或许是对我们迟钝的情商的弥补。如果感觉某人不友好，我不会主动去说话。当然啦，我们也不应该因此封闭自己。

　　我的失语症一直延续到二十几岁。不熟悉的人或者对我有偏见的人，会激发出这种状态，我跟他们在一起时就会全程缄默。而当我缄默时，我的大脑里一片空白。（维德斯）

　　缄默不等于没兴趣。由于没兴趣而不说话，属于自发行为。缄默则不同。

　　一停药，我又不吭声了，除非是跟人喋喋不休地说我的兴趣爱好。我发现对话式的交流很累人，我跟不上。所以，我多数时间选择独处，沉浸在自己的思维里。（卡米拉）

给阿斯姐妹的建议

　　月经确实烦人，但这是自然现象，绝非来自上帝的诅咒。我们承担着种族延续的使命，那就是月经的由来。你身体的每个机能都是自然的，打喷嚏、小便或者其他使你感到尴尬的事都很自然。痛经让人抓狂，但有些药物可以控制，多做按摩也可以缓解。把你的生理周期记录下来，这样"大姨妈"来访时你可以做好准备。抽屉里准备好卫生巾，别担心，没有人知道的。记住，我们来月经时可能有难闻的气味，即使平时你不用除臭剂，在经期可能也要用一点。还要勤洗澡哦。

选择性缄默非常恐怖，好比一次痉挛发作。它还有后遗症，可不是来得快又去得快的东西。不管它的生理过程是怎样的，它的诱因是社会和环境的影响——使我们缺乏自信，感觉不适和胆小害羞。我认为我们过分敏感了，容易受周围人的影响，一点点负面情绪都会击倒我们。解决方法是增强自信，同时从周围环境中寻找正能量。虽然这在充满了歧视和愤怒的青春期里很困难。

无论是在治疗小组、俱乐部、兴趣班，还是在打电话或在超市遇到陌生人，我们都需要勤动口，哪怕是聊聊"这些北方佬怎么样"也好。熟能生巧！尽量坚持上学，这样你能扩大社交面，兴趣会更广泛，知识会更渊博，进而得到你喜欢的工作，跟你喜欢的人在一起。

交谈的技巧也是可以被提升的。大部分交谈像一场放松的棒球比赛，而不是一个棋手加一个观众式的单人跳棋，那样选手会感到兴致勃勃而观众可能已经乏味了。与此同时，学着去倾听，不用担心自己接下来要说什么。

我们不像其他人有着良好的人脉。我们如同在走钢丝，很容易摔下去。我们的身体、心理、情绪和饮食都会影响我们能否克服缄默症。记住，健康不仅是不生病，还意味着强壮。

你也许在成年之前就能摆脱缄默状态，至少是有所改善。你无力说话，是因为感到困惑、无话可说以及自我怀疑，众多东西在脑子里堵住了，像一条堵塞的下水道。当这种情况发生时，千万别自怨自艾，更不要在身体上惩罚自己，我保证这一切都会过去的。如果你处在一个让你感觉不自在的场合，比如一场派对，赶快脱身回家吧，听听喜欢的音乐，抱着毛绒玩具，写写日志，跟密友聊聊天。

你们中的多数人都有能够交流的密友，如果没有，至少你们还有纸笔和电脑。坐下来写吧。我拜访过的许多阿斯女孩都发现，书写可以让我们理清思绪，可以让我们坚定思想。待你头脑清醒的时候，再读一读所写的东西，你将发现，你的多数想法是真实而合理的，即使你写的内容有些负面，正好此时也可以修正你的思想。我们的思想就像通过彩色镜片看世界，有时看一切都是灰色，有时又像蒙上了一层玫瑰般的色彩。怎样控制我们看待事物的视角，这也需要我们去训练。

给父母的建议

在女儿青春期之前，你需要教给她一些生理卫生知识，否则她身体里流出的血会吓着她。如果你女儿长期待在家里，很多时候她不能恰当地告诉你她的身体状况，她可能要和这"可怕的现象"独自战斗，也许还为自己的身体感到羞耻。多和孩子开诚布公地谈谈这些知识，有助于她更好地适应身体的一些变化。多用直截了当的语言，忌用"诅咒"之类的比喻，因为你的女儿喜欢从字面意思上理解一句话，不然她会当真，并且自惭形秽。告诉她科学的事实就好了：你的子宫在三个星期内会充满血，然后在第四个星期排空它。这没什么大不了。

如果你的小阿斯安静得出奇，可能她真的无话可讲，或者沉浸在自己的思绪中。但如果她得了失语症，那另当别论了。这种情况一般都有导火索：某个突发事件、某句话、不友好的陌生人。让你的女儿在缄默状态下写日记，看看你能否从中找出导火索。

你的女儿如果表示想要自个儿待着，但她真实的感受可能是在受煎熬，像在地狱里一样。她需要感知到你的关怀，即使她不愿意你跨进她的房间。请让她知道，你不是在评判她。很多阿斯女都有和她相似的经历，这种无力感终将慢慢过去，柳暗花明又一村。

我反复强调，我们是神经过敏的人，我们会记住别人说的话，特别是那些负面的话，而这会深深刺伤我们。这种情况在青春期达到顶峰，彼时生活中充满了种种评判，整日里又被同龄人包围。年纪越小，阿斯女控制周围环境的能力就越弱。尊重她对私人空间的需要，同时告诉她，你会一直在她身边并且支持她。

8. 谈情说爱

我们阿斯考虑事情是有深度且持续的。这种高超的思考能力，用在兴趣爱好上，叫热忱；用在工作和学习上，叫专注；但是用在个人情感上，就叫痴恋了。痴恋物品或者知识没什么大碍，如果痴恋人，尤其对方对你并不感兴趣，那是相当要命的。医生、家长及我们自己都得明白，阿斯是一种执迷不悟型的生物，在情感方面要格外注意。的确，有些阿斯女对浪漫毫无兴趣。然而，像我们这样情感幼稚、感官敏感、对性别概念缺乏理解，并且有着"要么反抗，要么逃跑"的处事机制的人，一旦对浪漫感兴趣了，也许就变成了一个满脑子童话、追着男生跑的傻姑娘了，而这个傻姑娘可能根本应付不来谈情说爱这件事。

我的暗恋从来都没有结果！我老是被人当作跟踪狂。我已经明白，不能一晚上给一个人打 12 通电话，就为了看看他是不是在家。可是我依然搞不懂究竟什么才叫作可取和得体。（艾尔菲尼娅）

12 岁时，我喜欢上了小区里最酷最帅的男生，当时他 17 岁。感官敏锐的我总会死死地盯住他的头发和眼睛。有一天我们一帮人在房间里看电影，他坐在我后面的沙发上，每隔几秒我就回头去看他，而他却避开我的目光，只是笑笑。我现在确信，那帮人在我离开后一定笑话我犯花痴。可那时的我根本无法让自己停下来。我以为没有人会发现，但是怎么会不被发现呢？我可是坐在最前头！但我当时不懂什么心理理论，只觉得如果我看不见他，他怎么看得见我。我也相信，如果我喜欢他，他也应该喜欢我。追了他几个月后，有一天，他终于用生气的、带点害怕的声音拒绝我说："你不是个女孩！我不知道你是从哪儿来的生物。"这时我才第一次意识到，自己某方面还挺吓人的，但仍不知道自己错在哪儿。

女孩应该学会欲迎还拒，但阿斯女不懂这种游戏。我们是理性的、直接的，不晓得两性的差异。我们会想："我想和他约会，所以要去邀请他。"结果我们却惨遭嘲笑和拒绝。大部分的阿斯人士完全不懂恋爱的程序，我们的行为和做事方式，都很难招来追求者。在高中和成年以后，我们也许会经常因行为不当而被拒绝，于是变得非常害怕被拒绝，干脆跟浪漫划清界限。一辈子的孤单或许便从此刻开始。

　　我才不想要男朋友。（梅根）

　　基本上，我很怕男人，一旦受到关注，我就浑身紧张。跟男生一起时，只有发现他对我没意思，我才会松弛下来，自在地相处。（艾妮蒙娜）

我们还要注意，在约见新朋友时不要有极端的表现，比如沉默不语或者干脆情绪崩溃。甚至，连那些小打小闹的阿斯特征，比如太过心直口快、自言自语，都会使对方觉得奇怪的。

　　上高中那会儿，我朋友挺多的，但没谈过恋爱。因为我会在公共场合突然惊慌失措，所以没有人敢追求我。（黛姆·凯文）

　　要跟任何人深入交往，我都得确定对方不会介意我的各种怪癖才行，比如参加聚会，我就必须要赶在忍无可忍发飙之前离开。（斯特拉）

内敛、胆小、对自身认识不清、选择性缄默、笨拙、局部抽筋、缺乏交谈技巧等问题，都会限制我们找对象。这个社会崇尚自信，崇尚外表，但我们看上去就是不自信。我们也有可能会忽视自己的外表，意识不到自己的发型老土。我们只知道护肤品里的止汗剂等化学物质有害健康，却不知道如果不用，我们将看上去其貌不扬甚至还会散发出汗臭味。我们必须找到一个容易打理的造型，并用天然的产品，以展现出自己最好的一面。

幸运的是，只要遇到一个能懂你的人，那这一切就不重要了。也许他也是个阿斯，或者至少是有点古怪的人。他应该是因为你的奇怪而爱你，而不是尽管你奇怪而仍然爱你。他应该值得你信任，不会拿你的弱点来攻击你。

我俩是艺术学校的同学，认识后并没有立即在一起。起初他约我出来时，我简直惊讶极了，当时就拒绝了他。至于后来嘛……还真的有后来了……嘻嘻。（赖利）

我和我的爱人4岁时相识，小学就出双入对了！他比我更了解阿斯，也懂得如何处理我的各种情绪。（莎拉）

对于人与人的交往，我们是最没有头绪的。别人对我们态度恶劣，我们可能意识不到，还以为那就叫爱。年纪小一点时，我们可能会接受任何人——有人追求就已经够令我们惊喜的了。由于常常得不到心仪之人的喜爱，我们往往只能等待别人来选择自己，我们是不会挑拣的。

> 大多数时候是对方追我，而我受宠若惊，智商也瞬间降为零，总觉得只要他对我好，我就能爱上他。（布兰波尔）

对我们中的很多人来说，谈恋爱比交朋友来得容易。作为阿斯女，为了照顾我们的感官超载和社交障碍，我们需要对周围的环境有一定的控制权，而让男友乖乖听话相对来说是小菜一碟！但我们同样容易遇到暴力狂或畸形人格的家伙，因为这些人很快会发现我们易受掌控。

> 年轻时，我曾有过一段虐恋，当时的我不懂得保护自己。那人使我觉得自己的思想一无是处，因为我不像其他人一眼就能明辨是非。（奥利弗）

由此产生的严重后果是，我们可能过早怀孕，染上性病，变成单身妈妈或者在情感上、身体上感到空虚。许多时候，因为没有参照物，我们甚至不知道自己的情感关系是不健全的。身边的人摇头叹息：如此聪明的女孩，竟然在感情上会做出这样愚蠢的决定。

诚然，共同的兴趣是衡量良好友谊的一大标准，但对恋爱关系来说却远远不够，即使你们喜欢同一种音乐，也不见得他就会对你好。

我们的感情纯真，加上喜欢看书和看电影，我们中的一部分人在脑子里对爱情有着童话般的描绘，然而现实和想象却相差十万八千里。理想主义不是坏事，但如果不会甄别，我们就会一次次地受伤。

开始交往时，我总是尽量信任对方，把他当作真命天子。结果我得到的却是一而再再而三的失望和抑郁。心理医生和朋友们都劝我先考察对方，让他证明自己。我正在这样努力地尝试着。（安·玛丽）

有的阿斯女意识到了自己的软弱，却不知所措，所以就干脆不碰感情了。

我没有真正意义上的恋爱经历。太多男人因为我的美貌和轻信，企图强迫我就范。如今的我十分抗拒肢体

接触。（安迪）

年轻时，敏锐的感官使我们容易受外表的吸引和诱惑。长大些，我们开始寻找有个性的人，比如找一个阿斯男。年岁渐增，智慧渐长，我们就努力寻觅一个跟我们性格需求合拍的人。但感官判断始终是我们寻找对象时的重要依据，大部分的阿斯将对方的气味列为首要吸引力。

　　要吸引我，他必须得有……怎么说呢……对的气味。如果他的气味对了，那我就会中招，当然，前提是我俩智力水平相当。但同时达到这两项标准的人很少，所以我一生当中只交往过两个人。（丝芙）

恋爱意味着有可能会分手，而这对阿斯女来说是分外艰难的事。为了爱，我们允许自己软弱，敞开心扉，也改变了生活习惯。我们天真地期待着爱情能永恒，但他却只是"想玩一玩"。

　　一段长时间的恋情告终后，我会伤心哭泣好久，大大崩溃，因为我必须重新安排我的生活了。（黛姆·凯文）

有些书里说，阿斯男倾向于和年纪比他们大的女人恋爱结婚，我则发现阿斯女容易跟年纪比她们小的男人结合。我们的外表、感受和行为往往都比实际年龄显小，所以和更年轻的人交往也是有道理的。但这也会导致烦恼，比如你三十出头而他才20多岁，那么也许你已经准备好安定成家，他却还没有这个打算。

要找一个真心爱你的人固然困难，但我们也不是省事的女友，尤其是当我们没有被确诊时。实话实说，我这辈子都不算是个好相处的人。我很情绪化，爱发脾气，动不动就抑郁，这都容易让男人敬而远之。我的感受过于敏感，我不善解人意，常自我中心，而且在行为和思想上都很刻板。当然，也要说说好的一面：我热情、忠实、诚恳、理想主义，只是过分天真了。我喜欢浪漫和亲昵，但面对异性时却没有能力做出明智的决定。

大部分阿斯在高中以后就没有女性闺蜜了。这样一来，男朋友不仅是爱人，而且要兼任好友。如果我们的工作不顺或遭遇财政危机时，他还要时不时地补贴我们，在现代这个社会里，这样的关系当然是走不长的。当我们不想出门、不想社交的时候，我们就会待在家里看第N遍《哈姆雷特》或《理智与情感》。这样，我们会心满意足，但他不见得喜欢。无论他是阿斯还是普通人，他都有自己的生活日程。准确地说，你找的人必须能够接受真实的你。然而如果你都不知道真实的自我是什么样的，那他又怎能知道呢？我们必须弄清自己的不足，才会找到合适的伴侣。我在《跟阿斯伯格男士交往的女孩必须知道的 22 件事》一书中也写过类似的内容。

　　要不要坦诚自己的阿斯身份，是个重大的决定，是人生的十字路口。也许还没等对方了解我们，对方就被吓跑了。但要是不对他说实话，又无法让他正确地理解我们，导致他感到担忧和莫名其妙，最终将感情断送掉。因此，很多阿斯姑娘说她们只跟阿斯男交往，或者至少需要对方是一个非常包容、个性也有点怪的人。跟同类人在一起有许多好处，但和普通人交往又会有一个额外的好处，就是他能做到你做不到的事，譬如他能记住冗长的口头指示，能在社交场合和人闲谈，而你只需在旁边点头微笑……当然了，要是在他搞不懂某种新软件的功能时，他也能奔向你，休戚与共的感情便由此产生。但他还必须是个有幽默感的聪明人，必须能很好地理解我们面临的阻碍才行。

给阿斯姐妹的建议

　　你谈论量子物理、日本漫画、幻想游戏时，如果他受不了你的喋喋不休，那么他八成就不是你的真命天子。如果你的直言快语让他觉得丢面子，那么你们多半不是天生一对。如果他听不懂你的幽默，听不懂你的引经据典，那么你就得问问自己——我真想追求这样的关系吗？我们很容易自认是次品，试图改变自己以寻求他人的接纳。我们都是变色龙，以为能够假装成他喜欢的样子。不断完善自己没错，但最重要的是要做你自己，不要为了别人而装糊涂。发展自己的个性，为你的才智和语言天赋自豪，宣扬书呆子的光荣，一旦你发现聪明也是一种性感，就不觉得自己呆了。也许你并不笨，只是不够自信。只要是人都能找形象设计师包装自己，但才华是可遇而不可求的。有一天你的怪异会变成你的亮点，那才是真正的你。那样你才会找到一个和你真正心心相印的伴侣。也许你永远成不了校园里最红的女生，就像我，高中时曾被选为"全校最糟女生"（选举会是非正式的，但参与者众多，地点在男生澡堂）。但如果你诚恳待人，并执着于自己的兴趣，你就能以这样的方式和你的灵魂伴侣进行交流。

　　我劝告各年龄段的单身人士，别花大把的时间和精力去追逐你喜欢的人，反而要试着与喜欢你的人交往。那样既省时又不会受伤。假如你喜欢的男生没有注意到你，此时不妨问问自己，是否已经充分利用了上帝赋予你的一切。我们中的大部分人（包括我自己）都觉得在外表上费时费钱是愚蠢和不理智的，但如果我们把打扮当成求职面试所要穿的正装，也许会更乐意穿上。当我写作时，如果是独自一人，我会几天不换浴袍，不化妆，不梳头；但我也希望我的伴侣能一直爱慕我，所以我还是会努力地收拾一下。外貌固然不如内在重要，但男人就是视觉动物，再多的社会抗议活动也改变不了这一点。这个建议可引申至日常生活的方方面面。我们的外表应该和我们想要融入的场合、工作、文化相符。

我们质疑化妆品里的有害元素，我们的身体早就对这些东西反感了（出现皮疹、头痛等），所以我们可以用的化妆品十分有限。一旦我们发现自己喜欢的产品，就会一直用它。我们往往察觉不出自己的体味，所以用点天然的产品要好过不梳洗。如果有心，你也能找到不含金属元素的除臭剂或有机香水。再次感谢互联网，现在我们能上论坛分享心得，看看别的阿斯女都推荐了什么产品。

我们需要控制感，在情感世界中也一样。如果喜欢上某人，我们会约他出来，一旦他不予回应，我们便会不安地做出各种强迫型行为（比如不停打电话）。除非他也是阿斯或者是个思想极度开放的人，否则他可接受不了这样的做法。毕竟，你是女性，社会远没有人们以为的那么开放，按规则还是该由男生主动（当然，那不是我的规则，我鄙视性别规则）。

给阿斯少女的建议

在你觉得安全的前提下，给他一个微笑，友好地交谈，让他感受到你对他的好感。不论一个人气息多迷人、眼睛多好看、头发多柔顺，如果他不懂你，他就不是理想的对象。一旦发现自己出现强迫型的痴迷行为，你要及时停止。痴迷于物品、书籍、知识是可以的，但如果是痴迷一个人，所带来的后果就可能是让人害怕和讨人厌，从而毁掉一段可能的好姻缘，甚至还会给你的名声带来污点。要知道，你对很多信息一无所知，可能只是迷上了他的眼睛、头发、他在下午五点钟的影子。作为一名阿斯女，我们需要不停地提醒自己：第一，我们根本不了解他；第二，生活不是简·奥斯丁的浪漫小说。三思而后行，远比一见钟情靠谱，因为我们刚开始往往看不清对方的意图，阿斯需要比常人花更多的时间去了解一个人。我们要尽量让一切都慢慢来。

遇到情投意合的人时，尽量及早地坦诚你的阿斯身份。我和我丈夫交往时，他由于工作原因已经知道了我是阿斯，他知道如果要和我在一起，他必须多读资料来掌握相关的信息。这对我来说再好不过了，因为我一点不想故作正常。现在他对阿斯伯格综合征的了解不亚于我，也能预知我要面对的感官和情绪障碍。男人也可以是很懂得照顾人、很细腻的……我们女性不必担起处理所有情感问题的大任。

即使你不愿公开你是个阿斯，也可以清楚地告诉他你的需求，这样在初次约会时，他才不会带你到不合适的场所约会。如果他邀请你去参加某个聚会，你可以提议去一个更安静的地方，聊聊天，互相了解。如果他觉得勉强，那么这个人并不适合你。我们要先明白自己有哪些需求。比如有人喜欢伴侣的不断鼓励和支持，有人就满足于一周见两次，剩下的时间独处。爱情不一定像我们所期待的那样甜蜜，甚至我们可能会想逃离。不喜欢牵手，见面多了就烦。于是我们会问自己："我为什么不想和他多待一会儿呢？"因此，我们甚至会放弃一段美好的关系。一个合适的对象不会带给我们特别负面的影响，但他毕竟是独立的个体，你别以为碰上真命天子就能治好孤独症，我们还是需要休息和充电的。不管他令你多么兴奋，你依然会因为其他的刺激而想逃离他一会儿。

大部分时间我们都会按字面意思去理解别人的话，也需要对方多多给我们输送正能量。如果对方不表达出来，我们就会担心他对我们的看法。不要仅凭某一瞬间来判断你们的恋情。刚交往时如果他不常联系你，是很正常的，但这并不表示他不在乎你。我的男友给过我一个建议："也许你能给对方很多东西，但如果你只给他很少的时间，那他往往是达不到你的期待的。"

于是，我不再担忧别人的看法，不再靠胡思乱想来填补空虚，让自己越陷越深。男友曾这样描述过我俩的关系："我很了解她的孤独症，也学会了该如何应对她和我的问题。她的恐惧始于孤独，她会出现仿佛掉进无底洞的状态。而和一般人不同，她一旦坠落就停不下来，直至触底。孤独症人群需要非常明确的界线。当计划有变时，她就失去了方向。像一粒火星，如果你不及时扑灭，它将变成大火。沟通是维系任何一种情感的关键。现在，我仍然在努力地了解她有哪些需求。"

跟许多阿斯女一样，我在从前的恋情中没有为自己设定任何标准，交往了不少漠视我、对我不好的男人。我尽量看到他们的优点，但是当付出远远大于回报时，一味地宽容并非好事。独身的日子更好过些，我有好些年都保持着单身。

有的阿斯姑娘会觉得一个人的日子很快乐。但是，当外界压力出现时，当别人开始问"难道你不觉得寂寞？"时，你便会怀疑自己是否真的有问题。一己私事与他人无关。如果你觉得单身快乐，那是你的福分，不是你的错。

像面对生活中其他课题一样，面对感情时，要学着实际一点：

·你内心快乐吗？他的出现，是增加了快乐，抑或相反呢？

·在他身边，你能真实做你自己吗？

·他给予你的东西，能提升你的生活质量吗？

·你有没有在外貌和衣着上下功夫，展现出你的风采？

　　至于床笫之间的鱼水之欢，那就完全取决于你的选择，而与外界无关了。作为一名成年人，一定要记得"己所不欲勿施于人"。因此，一旦你无法从房事中获得足够的满足感，不妨从理疗医师、书籍文献以及影音资料等当中去寻找答案。

　　千万不要自以为是地急于沉溺于爱欲。对我们阿斯人群来说，无论什么事，第一次都会在我们的脑海里留下不可磨灭的印记。所以，一个能够真正懂你，特别是能够懂阿斯的人，才会是对的人。另外，对于阿斯而言，安全感不仅仅是一种需要，更是一种必要。若是你曾有过一段不愉快或是不满意的性爱经历，那么你就会发现，一个对的人原来是那么弥足珍贵！

　　我们笨拙的社交技巧可能会引起误会。我的一生中总有人说我在调情，而我自认为只是表现出友好的态度和练习眼神交流而已。男性可能误读了我们的目的。有人追求是令人高兴的事，但你不一定要回应，学会自爱，弄清楚你想要怎样的伴侣；也许等上很久才能遇到，但这份经历却是值得等待的。

给父母的建议

你的女儿在处理感情问题时可能会困难重重。试着去了解她快不快乐、孤不孤单。鼓励她打理仪容，寻找她的个人风格，免得她只是因为看上去太奇怪而受到排挤。从某些程度上来说，叛逆文化和特立独行很不错，但穿着超短裤去学校或者左右鞋不同，只会让她被孤立。年轻阿斯容易忘记洗头、化妆、换衣服，也讨厌逛街。帮帮你的女儿，了解一下她喜欢的偶像的风格，找个容易模仿的，找到适合她的发型和搭配得宜的衣服，提醒她梳头和剪指甲。随着年岁渐长，她会越来越得心应手，只是当抑郁或过于忙碌时仍然会无法顾及。她不是人们心目中的淑女和公主，但只要给予赞扬和鼓励，她会越做越好的。

学会讨论两性的话题。让你的女儿知道，只要时间和人对了，这件事可以很美好。如果她不能从你这里得到支持和理解，仓皇地进入社会，就会面临很多棘手的事而不知所措。对于一个感情用事、天真无邪的女生来说，后果是很严重的。

她们可能被一些意图不轨的人掌控。所以，必须告诉你的女儿，她是美丽的，值得被疼惜，这样她才抵抗得了外界的奉承与诱惑。

有些家长表示担心女儿会胡思乱想，去访问色情网站等等。事实上，阿斯女通常信奉一夫一妻制，哪怕思想上可能会奔放不羁，但出于害羞，她们在私生活上会相当保守。多多教导她们学着自尊自爱，就用不着担心她们变坏了。

9. 友情，人情

　　我曾在一家酒吧里看到一块标语牌，上面写道："别管什么敌人了，上帝还是快把我从朋友们的身边救走吧！"无论这话是谁说的，此人都无疑是一个如我们一样的阿斯。因为我们实在太喜爱独处的时光了。我们享受独处的宁静，怕被荒谬的对话和无意义的活动打断。与此同时，我们中的大多数人也渴望陪伴与欢乐。这种感觉很复杂。阿斯伯格综合征人士们采取战斗或逃跑的模式来应对一切社交活动。我们想要世人接受我们的本来面目，可是当我们无法放松时，我们很难在其他人面前表现得自然。由于肾上腺素的作用，如果我们在聚会上没有逃跑，那么我们可能会相当地引人注意。因为我们很会故作活泼地载歌载舞。但回家后，我们又会被曲终人散的沮丧情绪所击溃。

　　我从不介入社交上的无聊话题。所有的谈话都应该有一个目的，并且可以用逻辑去分析。我确实时常参加一些聚会，但在聚会结束后接下来的几天里，我会心理负担过重、情绪崩溃或者偏头痛。（卡米拉）

　　出于这个原因，以及每天遇到的其他社交问题和感官障碍，我们难有可以长久维系的友谊，于是不得不单飞。阿斯男和阿斯女的情形有所不同，你什么时候听过一位女士被称作"一匹孤独的狼"？没有朋友的女人会像"猫女"一样性格古怪而多疑。人们能接受孤僻的男人，却认定女人都是群居动物，每周都要跟闺蜜们夜宴狂欢，巴不得头上随时戴着蓝牙耳机好接电话。按电视里所说的流行观念，女生甚至不单独去浴室，更别提独自逛商场了。事实上，无论我们乐不乐意，多数阿斯女几乎没什么朋友。

　　我们的社交困难通常是从入学时开始的。其他女生可能嘲笑我们打扮落伍、性格内向或举止古怪。曾被人欺负的经历会使你得以一窥人性中的阴暗面，那是其他人很少能发现的。即使日后你学会了如何与人相处，并且看到人性善的一面，你也无法忘记那些阴暗面。于是你从不真正地与人亲近，

因为你知道那些流行一时的人或事不具备任何深度，也无持
久的价值。如果我们真的遇见愿意花时间了解我们的人，就
有可能结交到一两个亲密的朋友了。

　　四至九年级时，我有过一个好友，但她搬家离开了。
而其他朋友也总如匆匆过客。（维德斯）

　　从入学第一天起直到八年级，我饱受欺负。八年级
之后我交到了第一个朋友。很多人认为我挺有趣（至少
一开始是这么认为），但我和他们保持距离，因为我不想
别人闯进我的生活。（丝芙）

我们不擅长建立和维系所谓恰当的伙伴关系。由于智商
上的早慧及阅读能力上的早慧的影响，我们小时候可能比较喜
欢跟比我们年长的人交往；长大后，由于情商不成熟，我们喜
欢与年纪小的人相处。成年后，我们常常觉得同龄人十分无
聊，缺乏和我们相同的志趣。比方说，我们非常看重另类的
新音乐，但许多同龄人还在听那些在青少年阶段就流行的音
乐，要不然就是纷纷移情于乡村音乐，如同老年人喜欢迁移
到温暖的佛罗里达一般。他们穿着古板，留着自认为适宜的
发型，但对我来说他们简直太没趣了。每当我罕有地参加某

个晚宴，我就知道宴会上的对话迟早会无聊起来，听上去就像唐僧的絮叨一样并且停不下来。不论参与宴会的人多么和蔼与聪明，我只想快点回家，换上我的短裙和溜冰鞋。那种开放、有青春朝气同时又成熟老练的人，在我看来真的很难觅到。

　　我已经是一位母亲了，但我的房间看起来仍然像个儿童房。里面放着单人床，摆着泰迪熊和大象玩具，并充斥着各种小饰物，我仍像个孩子一样在生活。我觉得自己是个情商既成熟又不成熟的矛盾体，极易发怒和崩溃。除了我感兴趣的领域，在其他方面我都觉得自己与深沉的成人格格不入。现在的我虽说47岁，面容上看起来符合年龄，但穿着仍像一个大学生。（卡米拉）

讽刺的是，虽然我现在很喜欢青少年，可在我自己还是个青少年时，我却排斥他们。如今的我在某些方面还是很新潮，我会去少男少女们常逛的商店购物，听他们喜欢听的音乐，看他们喜欢看的电影。我第一眼看上去很酷很老练，然而经过几分钟的交谈，我和他们在心智上的差异就会显现出来。我觉得那些孩子头脑简单，他们则认为我古怪可笑，有时还因我的直率而觉得我咄咄逼人。在很多方面，现在的女孩们也赶超了我。当她们开始热切地关注异性和她们的就业前景时，我却还是只想看我的儿童电影，玩我喜欢的游戏。

我喜欢玩电脑游戏，喜欢《哈利·波特》《星际迷航》等电影。也正是因为这些爱好，有些人觉得我有点孩子气。并且我很热衷于谈论自己的这些爱好。（丝芙）

我不觉得我的外表和行为比实际年龄要小，事实上我压根就没长大过。我并非没有责任感，只是会像个少年一样亢奋而活泼。我有许多比我年轻的朋友。我和同龄人交往其实不存在问题，只是偶尔觉得他们有点无趣罢了。（黛姆·凯文）

作为孤独症谱系上的一分子，我对很多人有同情心与认同感，但这并不等同于友谊。我喜欢那些我所仰慕的人，喜欢他们有限的陪伴和交谈，但我不喜欢那些被认为是女性朋友应该在一起做的事，如购物、看电影、吃午饭等等。

我古怪而受人宠爱，我很有幽默感，并且善于模仿。但我无法与人建立长久的关系。我强烈的"一对一"的

感情模式，被许多人误解为某种特殊的亲昵。我交友谨慎也要求有深度，而大多数人并不会这样。（卡米拉）

由于感官上和社交上存在各种问题，许多阿斯女只跟伴侣和子女来往。因为他们能理解我们，并且我们能够掌控与伴侣或子女进行的各种活动。而如果是一个对阿斯毫无了解的朋友邀请你去参加某项活动，他可能就没法理解你的沉默与焦虑。

有好几次我看着别人，想象着拥有朋友的感觉。我最好的朋友就是我的丈夫，我们有一个同样是阿斯的儿子，我们一家子在一起时，是那样的其乐融融。（妮基）

毫无疑问，上学和工作为我们提供了认识有缘之人的大量机会。不过一旦我们离开学校，尤其是没有工作的时候，我们会极度孤独。

我有点寂寞。交友对我来说总是很困难。过去的几个月里，我都住在父母家，其中大部分时间是待在房间里度过的。求学生涯的结束，同时也终结了学业对我生活模式的构建。我不得不自己去重建生活模式。我现在

连离开卧室的动力都快失去了。（斯特拉）

我交友的唯一地点是工作场所。尽管我的朋友不多，但我也从不试图主动去结交朋友。（珍）

如果我们想要获得友谊，就必须主动起来去寻找志趣相投的人。虽然我们是阿斯，主动跟人攀谈对我们来说是很困难，但是，如果我们有能力外出的话（我们中很多人经济拮据），特殊的兴趣爱好和团队性的活动能让我们有很多地方可以去。

我没有朋友！我尝试着参加一些俱乐部和学习班以及其他类似的活动，但是那些对我一点用处都没有。比如我参加编织班，到头来我虽然学会了织毛衣，却仍然没交到半个朋友，也没和别人说上几句话。即使有交谈，也多半是迫于无奈的。（波莉）

我参加了一个由本地影视公司组织的活动。我常常会看到一些熟悉的面孔，而我也与其中一些人相处得不错。虽然我们彼此都很熟了，但还远远称不上是朋友。我生活不够稳定、囊中羞涩，更重要的是休闲聚会对我

来说都是压力很大的事，所以闺蜜型的朋友就基本与我无缘了。（艾妮蒙娜）

Facebook、Twitter等网络社交工具对维护关系有很大帮助，至少可以在形式上保持社交生活的展开。这些社交网络都不用花钱。而且我们中的多数人写作能力都比口头表达能力要好，这样我们用网络结识志趣相投的朋友的可行性就更大了。

我不擅长面对面的交往，可在网络世界中我却如鱼得水。在网上我能真实地展现自己的内心世界……我经常去一个特定的留言板，那儿是我的家园！我有很多网友，但是一个本地人都没有。（艾尔菲尼娅）

网络社交既避免了群聚，又能让我们感受到自己是社会的一分子，真是太棒了！有人发现，随着阿斯伯格综合征人士的社会参与感的增强，患者彼此做朋友也成了可能。跟能够理解自己的人交谈太愉快了，你不必向他们反复解释自己的苦衷。不过凡事总有两面性，坏处就是，我们可能会在心中默默地划清与"普通人"的界线。

很久以前我就不和"普通人"做亲密朋友了。我只结交那些理解我，而我也理解他们的朋友。（波姬格兰）

年轻一些的阿斯女更加需要真实世界中的朋友，这些朋友可以一起坐下吃午饭，一起玩耍，一起分享经验。阿斯女受到的冲击可能比阿斯男要大，因为女性之间比男性之间的交往需要更多社交技巧，这些社交技巧不只是针对纯粹的交谈，更多是与协同活动、分享兴趣有关。然而对于一个孤单的阿斯女来说，她对交往的对象并不十分挑剔。

我愿意结识任何朋友，哪怕是一些连英语也不会说的人。（奥利弗）

有些阿斯女确实偏好独处胜过交友。但我在调查中也发现，很多时候她们并非不渴望友情，只是习惯了接受孤独的现实罢了。

我认识的人很少，朋友只有一个，而且我俩不常见面。是啊，我总是放弃，我也不知道究竟该怎样发展友谊。我觉得，如果我给谁打电话唠嗑的话，他们准会把我的举动视作是古怪和幼稚的。（艾伦）

许多阿斯女只接纳毛茸茸的动物做朋友，从而代替人与人之间的友情。很多人说，宠物是她们最亲密的伙伴。

动物比人容易交往，它们诚实、温顺、需求简单、善解人意，而且它们从不耍心机。（波姬格兰）

我们感觉被人疏远，同时我们也疏远别人。对那些无法分享我们感情的人，我们选择关上心门。我努力地让少年时期的朋友们像我一样喜欢音乐和托尔金的魔幻小说，但她们却追求着更"正常"的东西，如一份工作和一个男友，于是我就这样被扔在了后面。尽管是我自己的高傲逼得她们选择离去，但是我还是很受打击。

我容易把一些人奉若神明，可一旦发现他们与我志趣不合，哪怕他们最初努力装作和我一样感兴趣，我也会快速地抛弃他们。我这样做是因为觉得自己受到了欺骗。（萨姆）

我们患有短时健忘症，有时对某人火冒三丈，但过一会儿就忘得一干二净。于是我们反复落回到不良的关系之中。直到出现戏剧性的重大转折，我们才绝情地永远关闭那扇门。

　　诊断手册和医生们都告诉我们一个事实，我们之所以不能与人建立良性的伙伴关系，正是由于上述原因。我们各方面看起来都比实际年龄要稚嫩，但如果是只和小朋友们混在一起又很不恰当。我们觉得正常同龄人十分无聊，而且不知如何与他们结交，所以我们宁愿待在家里。等我们到了接受职业教育的年纪、失业或者做着一份不喜欢的工作时，那就意味着我们的选择范围更窄了，进一步增加了我们广交朋友的难度。

　　不过，我们中的一些人觉得这样其实也挺好的。

　　　　我一直交不到朋友，可我并不觉得寂寞。（基莉）

给阿斯姐妹的建议

　　如果你对自己有信心，这份自信便可以渗透到你的社交技巧和社会生活中去。如果你认识到了自己的价值，别人是能体会到的，会给予你回应，这有助于认同感的建立。但是，认同感首先来自于你的内心，尤其是来自于你对自己思维与能力的信心。

　　我是《指环王》的粉丝，喜欢参与文艺复兴节①，也爱看漫画书，是个典型的书呆子。可能早在 5 岁前，我就知道自己不合于俗，所以，让一切俗套都见鬼去吧！我就是喜欢做个特立独行的书呆子，我就是喜欢这样，咋的了……（艾尔菲尼娅）

　　如果你真心享受孤独的感觉，那么你很幸运。你能有大把空闲时间，可以去钻研自己的爱好。不论这些爱好是写作、画画，还是闲适地看看老电影和功夫片。但是，也请你们花点时间问问自己，是真的喜欢一个人待着呢，还是仅仅像我们中的多数人那样是对社交死了心。我也经历过这些，最近才终于放弃了一个人的生活。本来我以为自己会孤独老死，尸体被老鼠啃噬……

　　然而，一个老朋友重新走进了我的生活。他没完没了地谈论着美食、唱歌、跳舞之类的话题。我很生气，因为生活已经让我的情绪糟透了，基本上我已躺在地上大喊："我放弃了！"我把工作当成保护壳，使自己保持极度忙碌的状态，然后每晚坐下独自看电影，假装我拥有丰富多彩的生活，以造成"这样也挺好"的错觉。

———

① 文艺复兴节（Renaissance Faire）：为纪念文艺复兴而举行的一系列庆典活动。

　　起初，我向这位老朋友隐瞒了我是阿斯的事实，并且问他，如果我有时出现行为异常，他会不会宽容我并且接纳我呢。令我更加高兴的是，这个老友现在已经开始阅读关于阿斯的书籍了，他提出了许多发人深省的问题，还跟所有人说我虽有阿斯伯格综合征，但却是个非常棒的女子。他向我反馈了人们的回应。他以自己微小的力量向世人介绍阿斯伯格综合征。虽然他还是经常触犯到我的禁忌，但他已经完全接纳了我，他也正是我现在的爱人。虽然并非所有的朋友都如此善解人意，但我们还是要坚信有真诚的友谊。

　　如果你想拥有更多的朋友，就赶快行动起来，不要轻言放弃！利用你的特长、力量与形象思维能力，来制订行动计划吧。最重要的是，你得明白，即使有些人不能分享你的爱好，也还是可以做朋友的。这就是我们拓宽交友范围的方式。你还要赶快走出你的小房间，除非你只喜欢网上交友。网友可能不会增强你面对面交流的能力，但网络仍是一个好的起点，可以帮助你建立起与其他人的友好关系。但首先一点是，要注意安全，与网友交流时不要泄露自己的地址及真实姓名等信息。另外，一些聊天室和论坛里有软件工具提供免费视频聊天，只要你和网友有摄像头，交谈时就可以看到对方，增加彼此的了解。这确实管用，因为我们不但在眼神对视上存在困难，而且分辨不清声音、表情及眼神所代表的含义，视频聊天让我们有机会再次确认别人所表达的意思。不过，还得再次友情提醒，务必注意安全！

关于互联网，需要说明的另一件事是：网友展示的并非是他的全貌，因为在网上谁都可以任意地发表那些不经大脑思考的观点，谁都可以戴上人格面具误导你。我就经常在论坛上发现一种网络狂欢的现象，人们会说一些他们在面对面交流时不可能说的话。但是，如果你最终的愿望是想在网上结交一些彼此能坦诚以待的朋友，那么就做真实的自己好了，不要做作，只是表达方式上要尽量做到婉转。

别因为你不赞同某些朋友的行为，就把他们扔到一边，也别急于让他们达到你的期望值，人无完人，不可能有谁完全符合我们的标准。阿斯人群有控制欲太强的毛病，所以我们应该学着调整自己的期望值，批判不要太过严厉，给他人彼此多一点的适应空间。

随着我们日渐成熟，只要我们能够扛起自身的责任，满足依赖我们生存的那些人的需求，尤其是子女的需求，那么我们就安心地继续穿着印有女超人漫画图案的睡衣吧。

给父母的建议

就像罗尔德·达尔笔下《玛蒂尔达》[1]里的那对父母一样，有些家长无法理解自己女儿的孤僻和学究气。他们或许认为，把女儿撵出门，送到那些张开双臂欢迎她的小伙伴的身边是为了女儿好（这些小伙伴最后会对她拳脚相向）。这是锻炼社交技巧的时机，但你们的女儿更需要的是去寻找那些志趣相投的伙伴，而不是轻率地被推向任意一个有空闲的邻家小孩。

年轻的阿斯女告诉我，社交技巧的训练对她们确实有帮助。了解一下你所在的区域有哪些孤独症服务机构、学校以及治疗师，同时也可以参考一些有关肢体语言的书籍。

找到你们女儿乐意参加的俱乐部或者活动，例如，如果她是一个科学迷，可以让她去参加当地科学博物馆的活动。当她追求自己喜爱的科学知识时，她便能被促使去接触志趣相投的人。在这一过程中，社交技巧自然而然就得到了训练。

有些家长认为，只要剥夺孩子上网的权利，就能使她走出家门融入外部世界，但是，我并不推荐这个法子。通过互

---

① 　罗尔德·达尔（Roald Dahl，1916—1990年），挪威籍英国杰出儿童文学作家、剧作家和短篇小说作家，代表作有《查理与巧克力工厂》《玛蒂尔达》等。《玛蒂尔达》描写了神童小姑娘玛蒂尔达的故事。

联网与外界接触，是所有阿斯最喜爱的交流方式，与真实世界的联系就从中产生；此外，通过网络谋生的方法也有很多。你要学会发现并支持自己女儿的特质，而不是一味地抵触。

如果你的孩子不开心，而且没有多少朋友，你和其他家庭成员可以扮演起积极的角色。假如你知道谁能与女儿处得来的话，不妨安排一次聚会。只要你邀请的孩子是你女儿喜欢的，而不是你自己喜欢的就行。

　　我通过丈夫、亲戚和老友，去认识新的朋友。通常这样的友情能持续很长时间。说起来有点奇怪，但确实是那些非常了解我的人替我筛选出了合得来的人。（黛姆·凯文）

有个叫黛博拉的母亲发起了一个阿斯互助小组，以此来帮助她和女儿去结识她们所居住区域的其他阿斯人士。这正是我所说的"主动出击"！或许你已经加入了某个互助小组。这样做是给自己一个机会，你不仅不会有任何损失，相反还能有很多收获。

10. 大学的挑战

　　大学生活和中小学生活相比差别很大，在大学里课程要自选，课业更难，生活上也更加自主。只要不犯法，按时交作业，没人管你干了什么。起初我们仿佛置身天堂，过得春风得意，但阴影很快又冒出了头："还记得我们不？你以为终于解脱啦，但我们可没消失呢！"

　　离家自立、做兼职、按时上课、按时交作业，这些事情对于任何年轻人来说都不容易，更别提阿斯们了。

　　社交是道难关，身边可能全是陌生面孔；宿舍的集体生活让隐私和感官超载问题接踵而至；我们也许还得承受失眠的折磨；各种截止期限的压力，使我们手忙脚乱地同时处理几份作业，等等。面对这些挑战，我们中有人感到沮丧，有人则如鱼得水。在这里我们的注意力高度集中，生活三点一线，只有学习，学习，再学习！

> 在大学里，我表现得很棒！小学和中学里尽是些愚蠢的规矩和自以为是的同学，每天都在忍受。大学呢，作业做不做随意，课上不上随意，就这么简单。(维德斯)

阿斯女的大学生活因人而异，要看每个人的适应程度、自身的具体情况以及所在的学校如何。

> 今年9月我开始读博了。我的本科是在一所庞大的公立学院上的，600人一起上大课，我实在受不了，于是在大二时退学了。后来我又转到一所规模较小的学校，情况就变得很好了。虽然费了点时间，但还是值得的。现在我的生活有保障多了。(安迪)

由于求知欲旺盛，又是变色龙性格，所以我们会突然转变兴趣，从而直接导致了我们在专业选择上的困惑。有人会改好几次专业，但大部分人都能回归到最初的兴趣上。很多阿斯女从小就知道自己长大以后想做什么。如果我们凭着超凡的勤奋劲追求理想，心无旁骛，成功的机会就很大。而在行动之前，不妨先了解一下自身的需求和特点，这样会帮助你事半功倍。我在《你好，我是阿斯伯格员工》一书里提到，你要认识到自己可能从事的行业里会潜伏着哪些刺激性的导火索，哪些因素会消磨你的快乐、热情和应变能力。导火索永远存在，但如果你选择在生来最感兴趣的领域里钻研，学有所成的概率就会很大。

> 我在学习互动式系统设计。我无法想象自己学其他专业会是什么样。（安迪）

许多阿斯会对心理学相关领域感兴趣，其中有的是由于被确诊得了阿斯伯格综合征，有的则是为了找出自己问题的根源。正因为感同身受，所以我们希望尽自己所能去帮助他人度过这段不轻松的心灵旅程。

> 我是心理学的本科在读生。我原本是读兽医预科的，后来突然对生物学失去了兴趣，却渴望能钻研心理学。这很大程度上和我被确诊为阿斯有关。（莎伦）

> 我从前是皇家北方音乐学院作曲专业的学生，然而一段生病住院的经历让我发现自己其实想做的是一名护

士。我现在是三年制护理专科的大二学生。（凯莉）

我们智商高、没自信又急于涉猎新的领域，有时就会有点"贪多嚼不烂"了。外界凭借我们较高的智力和正常的外表来认定我们能力很强，我们也常常这样来自我要求。然而，在学术上能从容应对，不意味着生理情绪上也应付得来。事实上，阿斯需要更多时间、更多练习以及更高的灵敏度。

我修了新闻、文学双学位。我的课表排得满满当当的，因为我觉得那是我的学业职责。有些课程需要提前准备，我上的课是其他人的两倍，但成绩依然很好。不过最终，我因为犯错被留校察看，又因为捉弄院长而被迫退学。（黛姆·凯文）

高中毕业时我是全校第一，在大学却三次被退学，最后还被送到了心理咨询处。退学原因都是不懂社交、不守集体规则等等。（卡米拉）

学校的残障服务办公室（ODS）人员对于阿斯伯格综合征和孤独症，有的一知半解，有的几乎没听过这个词，而且他们声称这是学校培训经费紧缺所导致的。我给好几个办公室打电话咨询，自报家门说我是阿斯，对方竟开始慢声细语和我说话，好像我有智力障碍似的。

你能从那些地方获得多大的帮助，要看工作人员是否碰巧有患阿斯的亲人。若无切身体会，又没进行过专门研究，一般人是不会知道这个综合征的具体情况的。

阿斯在某些方面也算是一种残疾。一个坐轮椅的人想上二楼，你肯定不会叫他走楼梯；而当我们跟辅导员解释自己的困难，如听觉处理障碍、社交困难时，我们所得到的建议却往往是"努力去做""好好和人交往"。我们又何尝不知必须努力呢，可是没人教我们该怎么努力。而且我们发现，许多人也没兴趣和我们好好交往。即便如此，你还是应该寻求帮助，如请老师延长交作业的期限，增加考试时长，或者找真正了解此综合征的人来帮自己做辅导。

> 我住在宿舍里，那里没有宠物，简直是个地狱。现在我被允许在宿舍里养一只狗，以当作我情感上的陪伴。（莎伦）

> 老师准许我在所有课堂上使用电脑，他会提前把课程重点给我，这样我就能抓到关键细节了。残障服务部的工作人员也积极地帮助我排解阿斯障碍带来的问题。

（阿塔）

读研期间我苦苦挣扎。我把医师诊断书交给学校里负责安排学生住宿的女士，可她一点儿都不通融，说无法接受我的要求。虽然学业轻轻松松，但是社交应酬却让我快崩溃了。我们的教育体系对阿斯人群了解不足，尤其是在成人患者方面。（布兰迪）

感官、社交、认知上的障碍，逼着我们花时间去寻找出路。

三年的学业我用了五年时间才完成，因为我消化不了课堂上老师口授的东西。目前我在上一门 MBA 网络课程，成绩拔尖。（柯丝）

生活中遇到的人，既可能帮助我们也可能妨碍我们。大部分拥有硕士以上学位的阿斯，都是在没有外界支持的情况下，凭借毅力独自完成学业的。

一所传媒研究学院录取了我。然而在得知我的问题之后，大部分教职员对我不理不睬，有个人还叫我离开。

现在我拥有理科硕士学位。（维德斯）

我拥有天文学的学士及硕士文凭。在上学期间，我有严重的焦虑症，教授又对我态度恶劣，于是我常常缄默无语，成绩也一直不好。谁能料到呢，如今的我已经在写博士论文了。（米歇尔）

为了熬到本科毕业，我差点见了阎王爷。如果入学时就知道自己是阿斯，我一定会寻求援助，这样的话就会省掉不少的痛苦和挣扎。（希瑟）

我很幸运，老师和伙伴都乐于支持和帮助我。他们是上帝赐的礼物。（斯特拉）

在学习心理辅导时，我遇到一个问题：我发现老师们缺乏想象力、思维僵化（据我所知，他们并不是阿斯）。依靠阿斯的流体智力，我能看出事物间的独特联系，但这超越了我所学的范围，反而给我招致误解。对于心理学的某些做法，我在道德情感上持反对意见。我觉得，我们中的那些理想主义者一旦了解自己热爱的东西在现实中是什么样的，他们立刻就会有一种理想破灭的感觉。

我拿到了环境保护学的学士学位，但我没做多久与我专业相关的工作就转行了，因为我在这个工作领域里遇到的人是如此狭隘、庸俗和令人失望。（安·玛丽）

过去六年间，我在一所学校做语言病理师。我讨厌学校里的工作，教职工对残障学生没有包容的心，爱在背后讲坏话。当然了，他们是好人，但好得不够。如今的我在家里工作。感觉好多了。（维德斯）

许多阿斯喜欢数学，因为只要算对答案就行，不用担心老师喜不喜欢自己。我觉得那些要写论文和报告、要靠老师主观打分的课程很是麻烦。假如时光倒流，我会选择转学去寻找合得来的老师，而不是决绝地退学。寻找离开的借口，断绝与他人来往，没失败就先放弃，这些都是阿斯的"长项"，我们得格外注意。我就曾经拿种种原因，包括受欺负，作为放弃的借口来麻痹自己。

我终于读完了高中，但大学却没有毕业。我本应拿到比现在高得多的文凭，可事实恰恰相反，为什么会这样呢？（萨姆）

给阿斯姐妹的建议

关于大学，我想告诉所有的阿斯女：请一定坚持下去。生活中有太多的东西都和学位挂钩：收入、时间、未来的生活质量、独立性……我所采访的女性都有着不错的成就，假如她们中的任何一人在达到目标前就放弃了，那会是多么可惜啊！

贪多嚼不烂，明明只能应付一门课，却选了五门。与其疲于上课，不如把课余时间用来消化知识、平复情绪和照顾好自己的身心健康。

主动寻求帮助很重要。从残障服务办公室开始，了解其员工对阿斯的认知程度。若他们不那么积极和友善，你就需要联系校外的无偿互助团体了。除此之外，本地的孤独症服务机构或许也愿伸出援手。你的伴侣或者家长都可以帮你联系，因为要我们自己说清自己的问题，确实还是有些不容易的。在此我建议你列个清单，写下你学好一门课需要做些什么，多读几次，确保其通顺合理（别要求太多哦），然后把它交到你的辅导员手里，并跟进校方的回应。有时我们要更加坚强！时时刻刻都要提醒自己一定会苦尽甘来，不过同时也得学会妥协忍让。阿斯是边缘人群，世界才刚刚开始了解这个群体。你我都是开拓者，当下我们所做的选择能给后人带来积极的影响。

找出你的特长，选择最符合你实际情况的课程。我们爱换专业——做这类打算时，尽量要着眼于大局。想想你期望什么样的生活，并运用你强大的逻辑能力找到实现的途径。如果你尚未发现兴趣所在，也可以选一个较宽泛的专业，在自己能发挥优势的领域里工作。

大部分阿斯女都是自学成才的人，而且她们也不愿改变这种学习模式。有人觉得学院里的课程太慢，有人觉得课程离自己的兴趣太远。但是你不得不需要那一纸文凭，向世人证明自己的价值，甚至需要它作为敲门砖，来叩开你入职的大门。大学没毕业将严重影响你的收入水平。所以作为一名阿斯女，请大声说出你的需求及委屈，挺直腰板坚持学下去。

有些老师只在乎利用大学资源去获取研究经费，假如你发现他们的心思并不在教书上，能换老师就赶紧换吧。无论怎样你总会遇到怀揣不同意图、心思不在工作上的人，但是可别让他人的麻木影响了你自己。

一定要做好心理准备，因为你可能会比你的同学花上更长时间才能毕业。另外，不要因为社交和学习上的障碍而自怨自艾。尽管我们的智商高出常人的水平，然而我们的认知异常却导致了我们在学习个别科目时特别吃力。举个例子，我们可能在重视书面与视觉的课程上表现良好，而要求听力的课程却学得不尽如人意。此时的你不妨在课余时间补补课，找到可以帮助你牢牢记住知识的学习方法，可以把老师的讲课内容录下来以辅助学习，甚至还可以课后打印材料，等等。其实，手写和画图都可以用来帮助我们记忆知识。

假如学校辅导员说你的问题是抑郁或其他心理疾病的话，那就请无情地淘汰他！你需要一个能够理解阿斯和懂得阿斯特质的辅导员。如果辅导员愿意通过书本来了解这个领域，你可以趁机给他们一个了解阿斯知识的机会，并推荐一些相应的书籍。这样，他们以后就能帮助其他的阿斯学生了。不要小瞧了你的作用，也不要低估他人能给予你的帮助。

一些大学有专门为我们设计的课程，但我感觉那些课程是针对重度患者的，而且普遍学费昂贵，还必须得住读。它们每一年都会推出新课程，如果你对这些学校感兴趣，想重返校园的话，不妨搜集一下相关的资讯。

给父母的建议

一定要让你的女儿学会求助。相关机构的服务人员通常年轻而缺乏经验，但是他们善良，乐于倾听。在跟你沟通之前，他们对阿斯的了解可能只局限在"不擅社交，死心眼儿"上，并不知道阿斯伯格综合征的复杂性和种种优点。

跟你的女儿多聊聊校园生活，多倾听和鼓励她们，留意她们在学校是否受到了别人的忽略。有时她们还需要一个代言人来替她们伸张正义，而你就是永远站在她们身旁的那一位守护神。

11. 走进职场

　　对阿斯而言，工作场所是险象环生的地方。首先，求职本身就是难事一桩。灵丹妙药自然没有，但我们求职仍有一些技巧、策略和重点可循。大多数阿斯面临的主要问题是，如何在受各种社会问题影响的当下，保住自己的饭碗。你得选择能够体现你长处的工作，并确认周遭是否有导火索，即那些会戳到你敏感神经的东西。这两点再怎么强调都不过分，只有这样你才能选择正确的职业生涯。在我的另一本书《你好，我是阿期伯格员工》里，给出了一张个人职业地图来详尽讨论这些问题。适宜我们的工作囊括了绘画、设计、作曲、演唱、写作、建筑、工程、物理和医药。在我采访过的所有人当中，没有一个人表示甘心做一辈子的秘书、销售员或服务生，但要是我们没有足够高的学历，我们往往只能从事那些工作。那些工作确实不要求高学历，但若想干好却需要良好的人际关系能力，而这恰恰又是我们最为缺乏的。如果一个阿斯能在自己所热爱的领域里工作，他就会愿意专注其中，他的人生也会因此而更加完整。

稳定的经济对每个人来说都非常重要。在我看来，这一点对阿斯伯格综合征女性来说尤其关键。有不少阿斯女自愿选择单身，但是这不仅限制了她们的收入，而且让她们缺少了男性的保护——家里有个男人可以避免维修工和管道工占你的便宜。女人在经济上不能自力更生，就得任人摆布。如果你有足够的钱，就能负担得起你想要的生活，住在令你舒适的环境当中，而不是吵闹的廉价公寓。你想去哪里都可以自己买单，而不必依赖你的伴侣。阿斯女常常会感到软弱无能，贫穷只会加重这种感受。

阿斯伯格综合征女性通常在很小的时候就知道自己想做什么，如果人们给予恰当的支持，她们是能够实现这些目标的。若能坚持完成学业，她们则更有可能得到一份满意的工作。

我可是整理分类的行家，所以我一直都想做一名图书馆管理员。现在我从事这一工作也有20年了。如今我工作中涉及的材料相当广泛，从中世纪的手稿到 18 世纪的藏品应有尽有。当我埋头在藏品之中时，我会废寝忘食，甚至忘却自己所处的时间与空间。（丝芙）

我从事的是媒体行业，这是我最明智的选择。一个有孤独症的人，却靠沟通来谋生，我喜欢这个具有讽刺意味的现实。我一毕业就跟随现在的老板，从未跳过槽。我所在的这个机构有很多的阿斯（尽管他们自己可能都不知道），这个机构对人们的各种怪异也非常包容，我庆幸自己身在其中。（波莉）

对于那些理想是做画家或音乐家的人，我只想说，要想通过这类行业谋生很困难，但也不是不可能。这类行业的一大缺陷就是收入不稳定，同时你可能会觉得自己没有得到应有的回报，你的艺术创作价值也没有真正地被认可。艺术行业的主观性太强，而我们的发展又往往受限于自身孱弱的社交技能，这便使我们相当受挫。除此之外，这类行业的另一问题是，你在业内确立自己的地位之前，可能得靠兼职赚外快才能使收支平衡。我想大部分人都不愿看到这样的事情发生，我们想做的只是画画和唱歌，而且为此修习了一张全日制的文凭。可为了生存，最终我们却不得不从事与文凭毫无

关系又耗时耗力的工作，甚至还得从那些毫无前途的、偏偏
又需要社交能力的服务员岗位做起，而且可能一辈子都得干
这种工作。对我们多数人来说，那就意味着默默无闻、一贫
如洗和承受巨大的压力。

　　我从事写作，希望能写出一些卖得动的作品，包括
一个以文化进化为主题的大型课题。但我已经靠福利金
度日将近 12 个年头了。（艾妮蒙娜）

　　我从 5 岁起就认定要当画家。我现在是澳大利亚一
位成功的画家，也是一个常常就 ASD（孤独症谱系障碍）
问题发表自己看法的公众人物。我独自工作，离群索居，
但还算成功。我在商业画廊里售卖自己的作品，也获过
一些奖项。但我曾经也做过不少底层工作，而我通常只
干一年就得走人，因为我招架不住里面的情况。（卡米拉）

至于我自己呢，我在大学里修的是音乐，但由于很快就
能进行专业的演唱表演，所以我退学了。我的乐队解散后，
我做过服务生、秘书、前台、招待、保姆、家庭主妇、电话
销售员以及各种各样会引爆我感官和社交问题的工作。后来
我再也没达到过年轻时作为一名歌手的高峰状态。20 年间，

我不断地奋斗挣扎，到头来却只好放弃。我在无数没有意义的工作中浪费时间，遭受伤害，对我的自尊却没有起到一点点的促进作用。这些工作丝毫用不上我的天分，只会把我的阿斯伯格综合征症状搅得一团糟，或者说我的阿斯伯格综合征症状把工作搅得一团糟。虽然近几年我作为作家和咨询师，取得了一定的成功，但如果让我重走一遍人生，我一定会完成学业，还有避免做那些底层的工作。有时我们必须经历一番折腾才会重返正途。

> 我目前没有工作，但我却曾打过三十多份工，有快餐店服务生、洗碗工、保姆、个人护理助理、心理健康师、住院部的行为技师、生产车间工人、环卫工、印刷机操作员、酒保、店员、住房服务专家、管家、护理助理、项目助理和助教。目前我是个研究生。（布兰迪）

获得文凭和得到心爱的工作，对我们大部分的阿斯都很重要，不分轩轾。但天下没有十拿九稳的事儿，因此我们要扬长避短，不然要想保住一份满意的工作也是不容易的。

> 我讨厌打扫卫生，简直太不需要用脑了。一个有大学文凭的人只能当个管理员、清洁工，岂不是大材小

用？丢死人了！我目前失业，而我所做过的每份工作也从未超过四个月。（希瑟）

就像在我的书中说的那样，大多数的阿斯都想老老实实上班、干活，然后下班回家。但是事情远没这么简单，人们会给我们的经历定调。因此很多阿斯女为了避免与他人共事，干脆待在家工作，或是与动物为伍。

我没出去工作，而是选择在家相夫教子，因为我没法和其他人长时间相处。（妮基）

我是一个宠物美容师，我喜欢这份工作。我对自己的狗狗和那些找我美容的小动物，都会有亲近感，觉得自己是它们世界里的一部分，就像它们的妈妈一样。（艾尔菲尼娅）

关于学习上的挑战与成就，我已经谈了很多，不过我还是得说，并非每个阿斯女都是创造性的小天才，也有人喜欢简单重复的工作。

我13岁就决定要当一个洁牙师。我喜欢重复地从人

们的齿缝里剔除污垢。比较麻烦的是那些特别在乎牙齿
的客户，他们的个性一旦搅和进我的工作，就糟糕了。
（珍）

阿斯群体对自己的爱好和职业可以全情投入，也可以非
常冷漠。所以在热爱的行业里工作是很有好处的，因为你能
长时间地集中注意力，并且还能一边做自己喜欢的事情一边
赚钱。如果你找到的工作与爱好完全没有关系，你就会容易
分心和感到沮丧，还可能影响你的身体健康。我们需要发展
兴趣爱好，它们像锚一样令我们的心智得以停泊，它们把重
要的惯性和套路赋予我们的思维。没有它们，我们的思维就
会像风中的气球一样飘忽不定，哪里也到不了，永远也无法
真正地起飞。

我整天跟人打交道而不能专注于自己的兴趣爱好，
这给我带来了极大的压力。我只能每天熬夜到凌晨，来
做自己感兴趣的事。这样做的后果是——睡眠严重不足。
（维德斯）

天宝·格兰丁对孤独症谱系上的人们说："出售你的工
作，而不是出卖你自己。"话是不错，但是当文化氛围需要人

们推销自己的性格，或者当心理测试、性格测试成为求职过程中的必要一步时，我们该怎么办呢？那些所谓的性格测试，会暴露我们在社交和认知上的与众不同（并非一定是缺陷），并可能导致我们求职时被淘汰，最终连一个展示自己才华的机会都没有。想要在事业上有好的发展，降低孤独症人群的失业率和不充分就业[①]率，归根结底需要我们去认识自身的天赋，并且扬长避短。

你的勤奋和良好的职业道德突然变得不重要了，他们反而要那些健谈且外向的人。我的每份工作从未做满一年。现在我失业了，迫于经济形势，无论什么工作我都得做，不管适不适合我。（艾伦）

我知道这个问题是问成年人的，但我确实担心长大以后找不到工作……我不知道怎么应付面试。我没法直视别人的眼睛，尤其当对方是陌生人时。（梅根）

我总是不充分就业，即使自身资质比工作要求高出很多。这是阿斯生活中最糟糕的一部分。（米歇尔）

---

① 没有在自己擅长的领域工作，或者从事低于自己资质的工作。——译者注

在何时何地表明自己的阿斯身份或者是否应该表明自己的阿斯身份，这些问题总是会让我们回到对个人意愿还是现实需求的追求上。另一种选择便是部分公开，即向上级申请在某些方面能得到通融，而不向其他人公开自己是阿斯的事实。有些人觉得我们有责任公开自己的情况，好让更多的人了解阿斯这个族群。但即便是完全公开这些信息，也保证不了你就能获得他人真正的理解。这也是为什么我们很多人选择去做画家、作家、律师或者自行创业，或者选择在一个对阿斯友好的领域工作，比如工程和软件开发，在这些领域里我们的怪异之处才不会被人轻易察觉。

在你的领域接受良好的教育，做出正确的选择，不懈地成为对社会有用的人，这些对天真的阿斯们至关重要。如果我们不去主动追求，生活就会叫我们被动承受。

最近五年我都在漂泊。我在各地的文艺复兴节上找活干，一路上睡在车里或者住帐篷里。每两个月，我就要和其他人一起出发去新的地方。两年前，我遭遇了一场严重的车祸。当时我的车准备左转，被追尾了。这次车祸令我椎间盘突出 11 处、纤维肌痛，车也报销了，我有段时间不得不躺在床上。(布兰波尔)

如同我在本书自序里所讲的，就业和经济问题让越来越多的阿斯得以确诊。生活费用变得高昂，工作时间变长，工作强度加大，就业竞争也愈发激烈，其中还暗藏着性格测试这样的陷阱，所有这一切都意味着我们可能会遭受沉重打击，不能如预想的那样好好工作。我们想研究清楚，这些究竟是为什么。

给阿斯姐妹的建议

首先，阿斯伯格综合征女性想找到一份自己满意的工作是可能的，但是你得在自己真心喜欢的领域里工作，并且尽力取得文凭，或者完成一定的培训课程。其次，你的工作至少得有一定的自主性，能够带给你满足感和有足够的智力挑战。同时，你求职时也要认真考虑你的感官需求。社交技能比职业道德更重要，这句话在很多情况下都适用。社交技能的训练方法多种多样，我们可以从书中学习，参与小组或者配合疗法来学习。

有些工作你可以独立完成，不必牵扯太多的社会关系。此外你也可以选择自主创业。做生意要担许多风险，但如果能自己当老板，会拥有很大的满足感和内心的平静。然而，自营也会碰到很多艰难险阻，比如收入不稳、责任繁多（就算你是个画家，也得同时担任自己的秘书、市场营销员和会计），过窄的社会圈子也将不利于你在这方面的进一步成长。

至于选择当家庭主妇的阿斯女，她们也许感到快乐满足，但是指望男人养活你一辈子是不实际的。现在大部分男人就算想养女人，也养不起。阿斯女们一定要把养活自己当作一项生活目标，自给自足而不依仗他人。特别是在美国，想要别人白白养你可不容易，总有这样那样的附加协议，最后无非都是借此来羞辱你，剥夺你的自尊。

如果今后你倾向于搞艺术的话，我是不会劝你放弃的，但我希望你能认真考虑过来人的意见：你必须取得资格认证，然后起码还要有两三套备选方案，而这些备选方案也同样吸引你。追随你的心之所向，尽可能多学习，并且怀揣两三个"B计划"。这可不算逃避，只不过是给自己加几根保险绳罢了。

当然，并非每个阿斯女都是创造型人才。当一个会计或许也不错，那种工作循规蹈矩，可预见性强，能提供你需要的安宁和安全感。同样，也不是人人都讨厌做收银员，有些孤独症患者就喜欢在收银台上按部就班的生活。

工作有时候会改变我们习惯了的生活，但也会塑造出新的生活。安排好每一餐，适量服用镇静剂，并且有建设性地利用业余时间，你就能跨过这一过渡期。

花点时间好好了解自己，诚实回答你到底想要什么、你能够应付哪些情况。如果你有个求职导师，要让他了解你身为阿斯的特殊情况。你们都可以读读我写的就业指导手册，来全面地了解可能遇到的各种社会问题、情绪问题和环境问题。

作为一名阿斯女，你一定要努力寻求经济稳定和独立，试着用你的专注和勤奋来克服困难，最终达到目标。

给父母的建议

请鼓励女儿尽可能在她爱好的领域里获得最高的学位或者最高的资质证明。也请你尽量帮助她获得一些社交技能训练，并且在任何她需要帮助的实际问题上伸出援手。尽管教育过程本身就包含了许多困难，但你的女儿若想要实现自己的梦想，就必须多学习。一个阿斯女的幸福，可以源于以下几个方面：有意义的工作，有限的生活摩擦，自由的创造和事物的可控。从另一方面来说，你也不能太逼她。有时我们的热情会转向，对宇宙感兴趣并不意味着我们就想当宇航员。阿斯女的理想工作最好是能用上她的阿斯特质，而又不会刺激到她的自闭心理。

很多阿斯女惧怕工作。她可能会去尝试，但发现这份工作并不适合她，或者因受欺负而感到不适。另外，对于家长们来说，孩子都18岁了（或者38岁），还待在家找不到工作，真是令人沮丧。不过这可不是因为你的女儿懒（想要跟没有切身体验过的人解释清楚实在是困难）。我们反而常常觉得自己是害群之马，会为此自责不安，可是又不喜欢我们的生活定式被打断，不喜欢对周围的环境失去控制，这一切使得我们要找到自己喜欢的工作简直比登天还难。你的耐心也将经受考验。可能是一些里程碑式的飞跃发展，但通常不会像你预计的那样很快出现。若你的女儿在融入工作环境时遭遇了挫折，请尽量保持冷静，别生气，你需要做的，就是支持她，跟她谈谈她的梦想，看看这些梦想有哪些途径可以实现。

12. 围城之惑

对众多的阿斯女来说，家是神圣的。男性有他们的庇护所，同样我们也有，而我们的庇护所通常会更舒适。家是我们完全拥有控制权的地方，一切声色尽收眼底耳中，一切温度和质感都在掌控之内。如果我们有实力住在自己心仪的环境中，那么家就是我们首选的人间天堂。我们怎么忍心把这个地方弄糟呢？

一想到要和某人同住，我就吓得快没有知觉了。我曾有过五年的同居史，后来不得不自我封闭将一切冷处理。我不愿再自暴自弃了，我只想找个随遇而安的人共度余生。（柯丝）

跟我聊天的那些阿斯女，有的乐于单身，她们觉得在家里养只豚鼠就够了，不再需要其他包括人在内的哺乳动物；而有的想谈恋爱但不想与恋人共同生活，男友偶尔见见就好；还有的结了婚，二人世界倒也过得幸福。在结婚这个问题上，我们经历不一，观点也各有不同。

跟他人共处一室的好处，就是有人会和你一起分担经济压力；当你取得好的业绩时，有人欣赏；当你看到有趣的事物时，有人分享交流；还能解决生理需求和外出问题，等等。共处一室，意味着另一人的存在，我们也因此不会顽固不化地死守着自己的习惯了。一个人住时，我们则难以走出自己的世界，更不会去挑战、去成长。

> 我有点孤单。我有朋友，但没有恋人。我常常向往被人喜欢、关怀和稳定的生活。我不适合独居，所以最好有人能把我拽出门。（安迪）

婚姻是个难题，因为它会带来一连串的交流、妥协和对话。同时还意味着要分享空间，和人进餐，不得清静。另外，也许还要照顾孩子和宠物，适应他的朋友、汗臭和脏乱差的习惯。反之亦然。要找到合适的伴侣，对女性来说已然很难了，而对于我们阿斯女而言，一个能长期交往的伴侣，确实得要是个很不寻常的人。

> 我需要我的另一半来帮助我保持理智！他比我更了
> 解阿斯伯格综合征，也更加清楚如何应对我的崩溃和不
> 安。（莎拉）

自我意识，即真实地了解你是谁、你喜欢什么以及不喜
欢什么。你要知道阿斯伯格综合征对于你情感的影响究竟会
有多大。由于缺乏强烈的身份感和自我意识，我们就需要比
其他女性花更多的时间为婚姻做准备。有的阿斯女和丈夫是
青梅竹马，很多人在并未得到确诊的情况下就草率结了婚。
而婚姻的成功与否，在于你是否有足够的自我意识，以及你
的伴侣是否愿意了解和接纳阿斯伯格综合征人群这一特殊的
人群。

> 我选择了一个阿斯男做丈夫，因为他为人单纯直接、
> 坦率诚实，而且在我不在行的方面他却相当在行。我俩
> 的交流不在于语言，我知道他懂我，我也懂他。（珍）

由于不喜欢走约会的套路，加上我们的情感经历大多简
单，于是，我们中有些人早早就嫁人了。有的阿斯女是因为

适龄所以结婚，我也一样，可我们并不知道爱是什么，只觉得时间到了。

> 我曾有过两次婚姻，而且都是在两人还没怎么相处的情况下闪婚了。结果我的两任丈夫都是家暴者。因此我非常不赞同这种草率的婚姻。离婚后的我，现在很享受自己的单身生活。（维德斯）

我们结婚或同居的原因，也许是希望有个人能照顾我们，帮忙料理我们力不能及的事务，尤其是当我们找不到工作或丢了饭碗的时候。

> 我的男友也是我的保姆。他是唯一我能接受共处一室的人。我并不爱他，我所爱的是另一个得不到的人。（米歇尔）

我们如此幼稚，如此轻信别人的话语和承诺。如果某人说爱我们，想娶我们为妻，即使他做得不如说得好，我们通常都会当真。我讨厌寂寞，尤其是两个人的寂寞。我结过两次婚，跟两任丈夫在一起时我都感到寂寞。第一任丈夫年纪比较大，我以为他会是个体贴的人，但他却完全不理解我，也不懂得欣赏我。于是，他在婚后的第18个月最终选择了离开，丢下我和女儿。第二任丈夫比我小12岁，他同样只会批评打击我，也不尊重我。结局也是他离家出走了，一声不响地，从此我再没见过他。

有一点是很重要的：当我们做对事情时，我们需要正面的鼓励，这样我们才会再接再厉；当负面的批评打击来袭时，阿斯们会因无力承受而蜷缩示弱。这一特征只有很特别的伴侣才能理解。

在我的采访当中，有不少阿斯女的丈夫也是被确诊的阿斯或"类阿斯"。无论对方是不是阿斯，他都应该和你在某些方面有着相似的人生观。如果比起正直的品质和深度的内涵，他更在乎的是光鲜的外表和社交的规矩；或是比起个性表达，他更在乎的是合不合群，抑或比起素质，他更在乎的是自信……那么你们相处起来就会困难重重。如果他想娶的是社交蝴蝶，那么他会失望的。他必须明白，"不想做"和"做不到"是有很大区别的。

　　我的丈夫是个阿斯，他通情达理。我们结婚30年，依然彼此理解、心心相印，因为我们知道对方需要有自己的空间。（波姬格兰）

　　我们这对阿斯夫妻很幸福。我俩是在一个成人阿斯论坛上认识的，他比我大几岁。在他的老家，妻子专职操持家务是常见的事，因此他并不介意我没有工作。我们的房子不大，生活也很节俭。我们努力地宽容和耐心对待彼此的怪癖。我俩之前都单身了很长时间，所以非常感恩能进入婚姻。多年的孤独、自闭使我们明白，我们不值得为了任何问题而闹到劳燕分飞。（希瑟）

　　另一半是阿斯，并不代表你们就是天生一对。缺乏默契、互不深爱、社交抽离、感官障碍、易于崩溃，这样的两个人凑在一起，也许会更麻烦，会带给双方更深切的孤独感。

　　我和老公争吵不断，互不理解，生活得并不幸福。（萨姆）

　　我们一旦开始了解自己，放下伪装，就会奇怪地产生各种不同的价值观。有的人保守简单，有的人选择适合自我需求的非主流生活方式。不管我们属于哪一种情况，我们都是在随着自己的鼓点行进，而这个选择是由我们的内心所决定的。

男主外，女主内，我有一整套理论来辩证说明这种结构能解决许多社会问题，但这种观点现在已经不时兴了，在女性主义课上尤其受人诟病。（妮基）

我的前夫，也是我儿子的父亲，我们住在同一屋檐下。我们是朋友，但因为我的孤独症，两人各过各的生活，可我们也都自得其乐。（卡米拉）

有一些阿斯，可能因为曾遭受社会的打击和孤立而内心自认不配拥有一位真正美好的伴侣，也以为因为有缺陷所以理应孤单。但是一个对的人则会从不同角度来看待我们的这些性格特点。

我对她有很强的保护欲，因为她是我的一切。我不介意她的古怪，那无关她的品格，只是她个性中有趣的一部分。她聪明、风趣，是我认识的最勇敢的女人。她徘徊在鬼门关，却依然能活着回来。我确信她承受的痛苦有一部分来自人们对阿斯的不理解。但我不在乎，她是我的，我不会去改变她。我也希望她对生活能更加应付自如。可是果真如此的话，她就是另外一个人了。（黛姆·凯文的丈夫）

阿斯女身上有着大量的崩溃和抑郁因子，只有够特别的人，才不会在我们的情绪风暴降临时转身逃走。

在我严重抑郁的时期，我的丈夫真正地做到了我们结婚时他所说的誓言："无论疾病或健康，不离不弃。"有时我会绷紧了神经平躺着不动。尽管知道此时的我不肯吃东西，但他依然会喂我吃饭和喝水。他帮我换睡衣，鼓励我沐浴。有时我睡了好几个小时才醒来，会发现他就趴在身边，等待着我醒来。他拭去我的眼泪并安慰我。虽然那些安慰的话不能解决抑郁，但我相信它们带给了我理智，没有它们就不会有今天的我。有时他也会哭，我以为他感知到了我的痛苦，但我发现他只是思念我，思念两个人在一起的美好日子。意识到这点时，我哭得更厉害了。日日夜夜，他都在等。这是对一个人最极致的体贴和照顾了。（布兰迪）

给阿斯姐妹的建议

起初，我喜欢凭外表和兴趣来择偶。但一个敢娶阿斯女为妻的人应该是慈爱且有耐心的，而且他还要愿意读书——

他不通过读书来了解阿斯就永远无法懂你。

从噪音控制、家具质感到居住环境，你的另一半都得甘愿妥协。他要能理解和包容你的情绪化。根据我的调查，我们中 97% 的人曾有崩溃的经历，对某些人来说崩溃更是家常便饭。由于你的症状会影响到生活的方方面面，所以他要能够承受这一切。

同样，你也需要妥协。他不能永远是照顾人的那一方，也不能总是让步。你得尽可能地迫使自己为了他而走出自己舒适的小圈子。

如果你渴望爱人，又觉得自己不配拥有，希望你能想一想黛姆·凯文的丈夫说的那一番话，你要相信你有被爱的权利。不论你的朋友、父母、姐妹甚至子女（他们可能是你最严苛的批评者）说什么，你都是值得被爱的。如果你相信，你就会找到它。

假如你觉得单身快乐，别忘了偶尔确认一下自己是真的快乐还是纯粹放弃了，是真正的幸福还是在两害相权取其轻。你还没遇见对的人，并不代表他就不存在。有一天也许你会觉得和另一个人分享人生会更有意义。即使你没有在寻找伴侣，但是也要给机会留点余地。

有的阿斯女被婚姻伤得太深，失望太重。她们认为共同生活就等于痛苦和压力。但一旦你找到合适的人，你就会惊讶婚姻其实可以是另一种不同的体验，你会因此得到更好的发展。如果有幸遇见了无条件的爱与支持，那种感觉虽难以捉摸却是极其美妙的。因为它能彻底地颠覆最黑暗和孤单的人生。在迈克尔·约翰·卡利的《走出来的阿斯伯格综合征人士》（*Aspergers from the Inside Out*）一书里，我最喜欢的是他献给妻子的话："你重建了我的人生。"读这本书的时候我很孤独，然而它让我看到了希望，相信阿斯也终究能找到真爱。因此，本书不仅仅是献给同一战壕的阿斯姐妹们，更是作为礼物献给那个点亮了我内心世界的人——我的爱人，迈克。

遇到迈克后，我终于不再指望曾经离去的人会回来，也不再将自己并非真心想要的人放在心上。我用了一个简单有力的方法，那就是描绘愿景。我列出一份清单，写下我希望伴侣身上能具备哪些特点。清单的开头是"我有完美的另一半"。我并没有列出负面的特点，只写我想要的优点。两个星期后，迈克来了。无论你信不信愿景的魔力，写下这个单子，使我更清楚男人的哪些品质是我喜欢的。

我无法告诉你如何拥有幸福的婚姻，但我能告诉你：别随便答应第一个向你示好的人。像我过去一样，许多阿斯姐妹有个过得去的男友，自己又老大不小了，所以凑合结婚了。不要因为你没有爱过，就以为自己永远不会爱。爱情来了，你是预知不了的。如果那时的你已经成家，你将心存遗憾。真正的爱绝对是美满婚姻的核心。

同等重要的，就是要找一个能懂阿斯的伴侣。他不会试图改变你，只会努力地让你的生活更简单、更舒适。

给父母的建议

家长在有些方面是插不上手的，女儿终会嫁给她想嫁的人。但愿她找到的伴侣能帮助她缓解烦恼，而不是增添烦恼。你能做的，就是去考察那个家伙，看他是否真正懂得你女儿的优缺点。提醒他，别看这个姑娘聪明又独立，就忽视了她的一些特殊需求。提升你女儿的自尊心，这有助于她做出正确的选择。

13. 宝贝，你是我的礼物

　　我们中的一些人渴望家庭的其乐融融，另一些人却生活在恐惧之中，如果我们连自己都照顾不好，又何必去连累另一个人呢？无论是不是阿斯，生儿育女都不该是一个轻率的决定。一旦做了决定，你面临的问题将层出不穷。有了孩子，就意味着告别安宁、独处等我们最喜爱的东西，我们将不得不参与社会事务，不得不关注家长会的召开日期。我们被期待成为守护者、深思熟虑的大人、无私的人。可要做到这些，对我们而言可能会很难。我们做不到像大多数妈妈那样充满浓浓的母爱，可能还会抵触"妈妈"这个词，因为它描绘的那个放之四海而皆准的女性形象，并不完全适合我们。

我逃避结婚生子。我不希望自己的身体失去控制，任何时候我都不想成为一个受牵绊的母亲。（柯丝）

我没有孩子，也不打算要。我不想承担抚养孩子的重责，不想改变我的生活轨道……（莎伦）

我喜欢怀孕的美妙感觉。我爱照顾我的小宝宝，帮助他们牙牙学语和认识世界，我特别享受这一过程。我自己有三个宝宝，其他家长也经常让我照看他们的孩子。（维德斯）

我经常抱怨，从壁纸到广告牌上的泰迪熊和气球图案，应该统统换成尿液、粪便、呕吐物和血液，因为那才是孕育一个生命的真实过程，既不漂亮，也不有趣。生孩子使得感知紊乱、社会关系受影响，这些我都曾遭遇过。另外，我这个人还有点儿自我中心。我不喜欢压抑自己的需求去迁就别人。有一次，我和女儿乘火车从加州到纽约。当时她才两岁。女儿和另一个男孩在玩耍，男孩的奶奶看着两个小天使，问我："你不觉得做母亲才能感受到真正的爱吗？"我直截了当地回答："不，我没有。"这位老奶奶的脸上顿时露出恐惧的神色，立刻挪到离我远远的、靠窗的座位上。坐在那儿的时候，她还尽可能地回避我的目光。显然她把我当成了冷血的连环杀手。我心中暗笑，还真叹服一些人的想象力。

老奶奶没问我是否爱我的女儿，如果她问了，我肯定说是。我只是不喜欢当妈妈，因为它的要求苛刻得近乎荒谬。从女儿降生的那一刻起，我旧金山小公寓的宁静生活就被打破了，充满了讨厌的奶水味儿，小家伙哭叫不止，踢打我的身体。天啊，我的宝贝竟是阿斯女最糟糕的噩梦！回忆起这些时，我忍不住笑了，因为现在女儿知道我是多么爱她，她也很照顾我的感受。当我写作的时候，她会在我说"嘘，小声点"之前，迅速关掉音乐。但是，当她还是婴儿时，我甚至都要伴随着她的哭闹声看一部电影，而这也正违反了"阿斯道德守则"第十四条——你不可打扰我看电影。

极具讽刺意味的是，女儿虽没有孤独症，但从小就不喜欢拥抱。我想拥抱她，可她却把我推开。当她这样做的时候，我对她的依恋感也随之降低了。我的育儿态度变得有点像《星际迷航》里的斯波克博士。我错误地认为，女儿不需要我，她并不爱我。我想，她的父亲——离开我的那个家伙，可能更合她的心。曾有一段时间，我把她交给他照顾。直到有一天，我强烈的心灵感应突然又回来了；女儿说，她几乎也在同一时间经历了类似的感觉，于是便重新链接起对我的感情。之后，在我移居海外时，她被送来和我一起生活。

　　我有个儿子，10岁了。他与他的父亲生活在一个遥远的小镇，每年都会来看我五六次。对我来说，这就是最好的了。我爱我的儿子，他是我生活的乐趣和意义所在。（丝芙）

当女儿再次回到我的羽翼下，我的角色就不单是一个慈母了，更是一个周到的保姆。尽管我有着一堆怪癖，并要求家里一切物品要工艺传统、使用安全、操作简单。时间长了，女儿也慢慢适应了。我很乐意做一个单亲妈妈，因为我不必与任何人分享孩子的监护权。

　　我是个单亲妈妈，有个两岁的儿子。我和他的关系特别好。母爱真是世界上最伟大的东西。我的世界里有儿子就够了，我不希望再和其他人一起生活。（凯莉）

我们的控制欲、感官问题和对学习的热爱，意味着做我们的孩子就得多读书、少看电视。我们对食品及添加剂的敏感，意味着他们要吃得营养，少吃垃圾食品。他们还需要多锻炼和呼吸新鲜空气。我们从其他阿斯女那里学会了做一个非主流却又保守的妈妈：严格、沉稳、理性、爱保护人和拥有高速运转的大脑。

出于控制欲和对学校体制的不信任，我们希望孩子能在家学习。女儿7岁时，我就在家里教了她六个月。因为在我们当地的乡村学校，她接受不到脑力挑战。我们每天的学习从读童话故事开始，接着是音乐和美术。当然也覆盖了所有的必修课，包括数学、阅读、写作、地理、科学和社会学。当再回到学校时，女儿成了最优秀的学生。当然，那必须是最好的学校，在那里我能感受到友善而富有创造力的氛围，而不仅仅是出于交通方便随便找的学校。曾经我每天需要转四趟跨区域的巴士送她上下学，同时我还在大学教书以及做其他兼职。我所采访的其他阿斯女，也是自己在家教孩子，或者在孩子教育中扮演着积极的角色。

　　我很聪明，但从来没有得到足够的帮助。目前我自己在家教我的三个阿斯男孩。（娜迦）

尽管我很努力，却总觉得事情做得不够好。女儿在还不知道阿斯这个障碍之前，就见证了我的许多变化。当我努力了解自己和身心都在旅行的时候，她不得不陪着我四海为家，她14岁时已经跟我旅居过14个国家。别的母亲有更多的钱、更多的耐心、更加坚定的意志，也似乎不像我一样动不动就紧张兮兮。其他的妈妈在操场聊天，一起去喝咖啡，但从来都没有邀请过我。

我习惯在车里大声唱歌剧，其他妈妈显然不会那样做。有一次，女儿哭着对我说："为什么你不能像其他妈妈一样正常呢？"听到这句话，我的心被深深地刺痛了。

从积极的一面看，女儿有一个感情上不成熟但很聪明的妈妈，就好比有了一个能一起玩、一起看电影《飞天万能车》、一起唱少儿歌曲的伙伴。我们因为都喜欢《指环王》里的风景，我们移居到了新西兰。当她十几岁的时候，我们会穿彼此的衣服，都爱听另类的音乐。后来她长大了，我却原地踏步，继续看儿童电影，唱少儿歌曲。唯一不同的是，现在只有我一个人做这些了。

目前女儿远在他乡上大学，生活起居完全由她自己打理，这一部分还要得益于她有一个阿斯妈妈。当然，她希望我能去看看医生和获得帮助，这样她的生活和经济上也会更加安定。可我觉得没必要，因为我认为自己做得还不赖。女儿富有同情心，从不欺负人，她有美好豁达的人生观，并且处事客观、善于社交，这些可都不是我教给她的。现在，我又回到了一个人的生活，我热爱这样的生活！

我接触过的阿斯女中，大多数对刚出生的小宝宝不是特别有感情，但做了妈妈的阿斯女对孩子的喜爱绝对是溢于言表的。她们都能从孩子身上获得极大的爱和幸福感。

　　我虽没有母性大发的感觉，但我深深爱着我的两个孩子。（萨姆）

　　"阿斯家庭"的房子就像是一座奇特的博物馆，当客人来看望他们时，他们便会欣喜若狂。我从来没去过一个全家人皆是孤独症人士的家庭，但我想那会是一个伟大的地方，也许充满着各种奇思妙想的印迹，到处是银河系模型，书籍堆到天花板，甚至动物们都满屋子撒欢。

　　我们在海滩上挖沙子，在公园里玩泥巴，探索所有让我们感到平静和快乐的事情。我跟动画片里的人物一起玩游戏，一起唱歌跳舞。（黛姆·凯文）

　　我和孩子在丛林探险，在垃圾堆里分拣电子元件，并探讨公路杀手。我们一同参观博物馆，制作戏剧服饰，并开设"四健会"犬类训练俱乐部。每天晚上，我们都会给对方读睡前故事。做了12年的全职妈妈，我觉得每一分钟都过得很幸福。我虽是个有责任感的人，却有些不太成熟，而这一点从我爱跟孩子们混在一起就能窥见一斑。（维德斯）

不过呢，如果家里又多个阿斯的话，麻烦也会翻倍……

我以为儿子要亲我的脸，结果他却咬了我的嘴唇一口（他见过我的丈夫亲吻我，也许是他误解了）。我肺都快气炸了，又是挥手又是跺脚的，把儿子也弄疯了，他跑进自己的房间一个劲儿地乱摔玩具。此时的我则咆哮着走进厨房，把冰箱里的剩菜泼了一地，然后蜷缩到厨房的角落，过了好一会儿才意识到自己做了什么。几分钟后，儿子拿着一个玩具来到我身边，我俩都平静下来了。我们一起玩了一会儿，接着我开始打扫一地的狼藉，然后哄他上床睡觉。（黛姆·凯文）

有些阿斯女在家里、在有保护罩的温室里生龙活虎，有着惊人的保守而传统的家庭观念。因此，一旦婚姻走到尽头，这可怎么得了！失去了"合作伙伴"的支持，对任何一位母亲来说都是打击。对我们而言，这更意味着可能失去家庭唯一的经济支柱，失去一片为我们抵挡社会压力的重要屏障，失去那个替我们照管所有事务的人。现在我们陷在重重围困中，既当爹又当娘。

我的丈夫是个律师。有一天他离开了我和孩子，只留下一点钱（后来又都带走了）。与此同时，一个男人"爱上"了我。几个月后，他也离开了，我有了一对龙凤胎。现在，我是一个有五个孩子的单身妈妈。虽没有工作经验，却又不得不出去工作挣钱养家。每每当我下班回到家时，我已累得什么都不想做了，更别说尽母亲的职责了。我花了将近16年的时间，把我的生活拉回正轨。有人可能会说我是一个飘在空中的神话般的母亲，但我只想说，我一直做的都只是在生活的泥沼中摸爬打滚而已。（维德斯）

尽管子女已长大，可我们与孩子们的斗争还远远没有结束。他们仍然会触动我们的孤独症神经，成为我们生活中最严苛的人。即使他们知道我们自闭，但仍然希望我们能做个好妈妈，并满足他们的一切心愿。

一般来说，当我的孩子们（年龄分别是 29 岁、27 岁、21 岁，另两个 16 岁）开始向我要求一些东西时，即便是我不能给他们的，他们也不会让步。我想要自己的私密空间，但他们却一路缠着我到卧室。他们让我片刻都不得安宁，于是我焦躁不安，最后终于抓狂了，因为我不能像对待外人那样逃避他们。也别以为我的孩子们不好，他们其实挺能干、挺活泼的，可就是个性太强。他们责怪我说，这一切源于我和他们的父亲在婚姻上走错了路。因为我打架总是处于劣势，他们认为我好没用；因为我如此贫困，他们又觉得我是个底层人。我的前夫把孩子们从我身边夺走，让我若干年没有机会探视他们，简直太可怕了！我的孩子们不得不面对成长路上的很多坎坷。过去他们认为是我不好，但现在了解我以后，他们当初的成见少了很多。（维德斯）

情感不成熟，但智力无缺陷；逻辑思维能力强，有条有理，却有执行能力障碍……社会工作者和家庭法院的法官们，对这些分裂的人格特征是想破头也想不明白的。我们常常被怀疑是不称职的家长。一些姐妹告诉我，她们都受到了儿童保护服务组织的调查。至少有两位母亲表示在毫无证据的情况下，孩子被暂时带走，理由是孩子缺乏父母的照顾，不过这两个母亲都免于起诉。

给阿斯姐妹的建议

我们很幸运能生活在这个世界里，作为一个单身女性或是丁克夫妇不再被认为是不正常，或遭人反感，不用操心向任何人解释你的选择，这是属于你个人的生活。对于单亲妈妈们，我有几句叮咛：记住，在某一时期，心有牵挂是很重要且甜蜜的，但孩子们长大后终会离开，如果你已经过于依赖他们的陪伴，把他们当作你生命全部的意义，那么那时你的社会联系将全部断裂。这可是具有毁灭性的空巢综合征，突然间没人陪你看电影，没人陪你逛街，你意识到自己陷入了重重的孤独之中。除非你能完全享受独处之乐，否则请努力在空巢综合征发生前多交一些朋友吧。

如果你实在想要孩子，在生育之前请仔细考量一下你在经济、社交、感官和情感方面将承受什么影响。

如果你已经有孩子了，请记住：如果他们没有孤独症，他们可能就有你无法理解和预估的想法。比如有人向我指出，我应该耐着性子去欣赏女儿的舞会晚礼服，或是在她搬进宿舍时能搭上一把手，可我认为我的在场毫无必要。这么多年来，我都不知道女儿对我的期望究竟是什么。我没有闺蜜，跟我的姐妹及母亲的关系也不亲密，所以也就没人教我在这些场合应该做什么。

如果你有个普通的孩子，你就要多多向那些没有孤独症的普通女性请教。她们也许会帮你更深入地了解你的孩子。因为孩子可能想要你的认可和赞赏。

另外，别忘了给你的宝贝一个拥抱。即使你不喜欢肢体接触，也要找到一种适合你的方式去表达爱。

给父母的建议

亲爱的爸爸妈妈，你们真的不用担心孙子、孙女。尽管作为母亲的我们有些非主流，但阿斯女的能力都很强大。如果我们在养育子女上有不足，比如我们看不出每隔一月拿100美元给女儿做头发和美甲、给儿子买玩具自行车和曲棍球棒有什么必要，此时爸爸妈妈们就可以出手了。别让我们内疚，只需提醒我们别漏掉任何重要细节。

若你的女儿不情愿的话，请不要逼她结婚或生小孩。我们可能连自己都不会照顾，却得花上很长时间去学会奉献，学会照顾另外一个新生命。我们不想要的东西，先不要逼我们，心不甘情不愿地去当新娘或者母亲，对于阿斯女来说，是相当有风险的。

14. 刻板的形象

第四版的《精神障碍诊断与统计指南》中有这样一句话："阿斯人群极度依赖无功用的惯性行为与惯性秩序。"我想这要看你如何理解"功用"一词。对一般人而言，某些行为与秩序是无用的，但阿斯伯格综合征人士可以借助这些行为让生活井然有序。惯性行为与惯性秩序会让我们有安全感，因为在这种秩序中我们很清楚接下来要发生什么，要去哪儿，要见到谁。通过每天吃相同的食物、走同一条路去上班、把内衣按照颜色排列好放在抽屉里，我们可以在这个险象环生的星球上感到安心。

别人如果不知道我们有自闭倾向，可能就会简单地给我们的惯性行为贴上"控制狂"的标签。"控制狂"这个词听起来是一种控诉，它暗示我们有心理上的神经官能症，而这种行为只是偶发性事件，也是我们有能力戒除的。换言之，它暗示只要我们努力，就可以减轻这种倾向。如果我们多加留意、接受治疗、不断努力，的确可以减少惯性行为，但它不可能被完全消除，所以我们需要他人的理解和包容。

阿斯女大都冰雪聪明且富有创造力，有时也热情开朗，所以有些时候人们往往会忘了她们有阿斯伯格综合征，或者忘了阿斯伯格综合征是一种比较轻微的孤独症。在某些时候我们十分渴望与他人交流，甚至会在心血来潮时主动出击；但大多数时间，我们只想把东西整理得井井有条，沉浸在惯性行为中难以自拔。大部分的阿斯女小时候会花很多时间整理玩具而不是玩它们，就像在电影《亲爱的妈咪》中，有自闭倾向的琼·克劳馥跑来跑去并大声嚷着："不！永远不要用铁丝衣架！"[1]我们随时都要让我们的小天地、让生活中的一切处于掌控之中。因此，惯性秩序对我们来说是必不可少的，

---

[1]　电影根据明星琼·克劳馥的女儿克莉丝汀娜·克劳馥的原著改编而成，描述这位二十世纪四五十年代的大明星私下如何用各种惨无人道的方式虐待儿女，令崇拜明星妈妈的四个养子养女对她爱恨交加。有一次琼·克劳馥发现养女没有依照嘱咐用上好绸缎包裹的衣架来挂衣服，而是用了铁丝衣架，于是勃然大怒，随手抄起衣架，没头没脑地将养女毒打一顿，边打边骂："不！永远不要用铁丝衣架！"（来源：http://www.greenet.cn/question/ Article.aspx ? aid=6960&Read=Y。）

否则我们会觉得生活一团糟，充满了不确定性。我们可能真的不知道怎么应对突发状况。

> 小时候我必须把所有东西都摆放得整整齐齐，不然我会心慌的。我最怕的就是那些突如其来的事儿了。（波姬格兰）

一旦惯性行为被阻断或秩序被改变，我们就有可能发火、受惊直至完全崩溃。我们是出了名的墨守成规，这种刻板的个性对我们的人际关系是相当不利的，它会妨碍我们求职、旅行、参加活动甚至找对象。不过惯性秩序也有积极的一面，不管是在工作单位、学校还是家里，如果身边的人有需要，我们都可以提供稳定、可靠的支持，别人也会因此认为我们很靠谱。

> 再枯燥的重复性工作对我来说都不成问题。真正会困扰到我的是工作节奏被打乱。（艾尔菲尼娅）

> 惯性秩序对我来说是一件好事，它让我在大学时期能潜心学业，也让我能按时上下班。它让我的整个职业生涯受益匪浅。（安·玛丽）

　　其实，很多正常人也需要惯性秩序，这与阿斯的需求只在程度上有差别，也就是说，这种需求是经常出现、必定出现还是不断出现而已。对大多数没有孤独症倾向的人来说，半夜醒来找不着拖鞋不会导致他们呼吸困难，但对我们来说是会的，不是担心拖鞋丢了，而仅仅因为它们不在老地方。有的惯性行为很有用，比如把钥匙放在固定的地方可以减轻我们的不安，因为知道下次要用的时候不必匆匆忙忙到处去找（有些视力不好的人甚至会找得头晕目眩）。相比之下有些惯性行为可能会妨碍正常生活，看起来也毫无意义，属于强迫症（Obsessive Compulsive Disorder，OCD）的范畴。我有一个阿斯朋友每时每刻都必须保持头发湿润，就连我们聚餐的时候，他都会不时起身去洗手间用自来水弄湿头发，回来用餐时水就从他头上一直滴到盘子里。不过我采访过的阿斯女都没有这种程度的强迫症，我们的惯性行为相对而言是无伤大雅的，而且与强迫性行为一样，比较有实际意义。这也是我们比较不惹人关注的原因之一。

　　我们是可以说服自己做出妥协的。比如那些有了宝宝的阿斯女知道，只要有孩子在，原本一尘不染的公寓大部分时间都是乱糟糟的。虽然我们讨厌这种情形，但我们都爱自己的孩子，所以就让步了。此外，阿斯女们虽然都需要独处，但还是会牺牲一些独处时间去感受爱情的滋润，或是跟朋友

们扎扎堆儿。我们能在多大程度上做出让步，取决于我们处于
孤独症谱系上哪个位置，也取决于我们的个性和过往的经验。

> 我好多次情绪崩溃都是因为惯性秩序被改变，而我
> 却对此束手无策。（布兰迪）

> 我开车送儿子去上学，之后花六个小时独自作画。
> 我每天吃同样的食物，所有食物上面都淋了辣酱。我给
> 人发电子邮件，花时间发展我的特殊爱好，可能还会给
> 母亲打电话。我每天的生活都是一模一样的。（卡米拉）

我们的迂腐刻板也影响了我们的思维模式，表现之一就
是我们只能根据字面意思进行思考。我们不得不努力使身边
的人适应我们。要是有人说他下午 6 点会给我打电话，结果 6
点半才打过来，我会在这半小时里一直焦虑不安，担心对方
是不是遭遇了不测，不然怎么会食言呢。我要是等不下去了，
就会主动打给他。正因如此，别人会认为我们控制欲强，缺
乏安全感。

只能根据字面意思进行思考，就是说我们有时候真的很
愚钝！有一次，我要做几道素菜，菜谱上说需要 12 颗黑橄
榄，于是我直奔超市的熟食区，跟店员说我要 12 颗。店员

舀了满满一勺的黑橄榄倒进塑料袋里，问我："这么多可以吗？"我答："不知道啊，这是多少颗？"店员有些不耐烦地数了数，说："有 18 颗。""哦，那请拿 6 颗出来吧，我只要12 颗。"我压根儿没想到可以吃掉其余的 6 颗。店员重重地叹了一口气，然后把多余的 6 颗黑橄榄取出来了。他的态度顿时让我十分尴尬，却搞不清楚原因，我不过是按照菜谱的要求准备食材而已啊。

　　有一次我坐出租车，司机将车拐进了我住的那条街，突然问我："对了，你是在哪儿来着？"当时我没想到他是在问我住所的位置，便脱口而出："我在这儿啊。"（霍普）

有的人认为我们之所以会让他们生气是因为我们太聪明了，有人则认为是我们太笨了，尤其他们讲的笑话对我们往往不起作用。我们的学识如此渊博，不管是莎士比亚的作品还是《南方公园》①都能看懂，可是听到有人说"他们的内裤是棕色的"，我们为什么就听不出他是在开玩笑呢？也许是我们想得太多，以致听不出其中好笑的地方；也许我们以为人

---

① 美国动画喜剧。

家不至于拿这种事情开玩笑。尽管人们往往因此觉得我们缺乏幽默感，也有一些阿斯女告诉我，跟她们开玩笑是白费力气，但是我并不认为这是阿斯群体的通病。人的大脑是有一定灵活性的，而我们的幽默感就像其他技能一样，是可以培养并使之日臻完善的。

"过分直率"是另一个困扰我们的问题。我们总想把自己的意思解释清楚，结果却往往事与愿违。阿斯女们永远不明白，为什么在说实话的同时还必须用"得体"的措辞包装一下。我们在这方面实在幼稚得很，根本达不到游刃有余的境界。

> 我说话总是直来直去，不注意措辞，所以得罪了不少人。好在我是名记者，所以说话直接一点、提一些稀奇古怪的问题也无可厚非。（波莉）

> 我因为说话直接而多次被人误会。这几年我渐渐学会了稍微保留一点意见，因为被人误解的滋味实在太不好受了。（卡米拉）

我访问过的这么多阿斯女中，只有一位表示自己没被人误会过。有时人们会误解我们说的话或做事的意图，有时我们有自闭倾向的行为引起旁人误会，以致他们无意中对我们有了戒心。有人会指责我们不该做某件事，而事实上我们根本没做，至少不是故意为之，甚至也根本没这个能力。例如，我们在社交上的怯懦、退缩会让人误以为我们有什么不可告人的秘密。几年前，我被房东赶出来，因为她就住在我隔壁，而我迷迷糊糊的样子让她误以为我是一名瘾君子，这真是不能再离谱了，因为消炎药片布洛芬是我服用过的最强效的药。有轻微孤独症的人总是会被人误解，旁人会自行发挥想象力，为我们稍显特殊的言行找原因，以致我们名誉受损，也因此失去工作、朋友、住所等等。

> 我险些丢掉了我的护理工作，因为其他人都认为我傲慢、爱争辩、自私自利。后来我才发现是我冒犯了他们，这让我震惊不已。（凯莉）

我们虽有成年女人的形体，内心却是孩子，所以一表现得开放、友好，就会被误以为是轻浮；我们不敢直视对方的眼睛，对方就说我们在撒谎；我们做事之前会先了解情况、做好准备，这会被人说成有心机；我们跟神经质或控制欲强的人一样，容易极度焦虑……别人对我们的看法真是太刻薄了。

> 通常当我发现自己说错话的时候已经太迟了。小时

候别人一直指责我撒谎，其实我比我的兄弟姐妹们都要诚实得多。有人还说我很有心机，而我当时根本没想那么多。（莎伦）

小孩子不管有没有自闭倾向，被别人误会都会极其不高兴；但没有自闭倾向的孩子长大后往往就能泰然处之，而我们却不能，因为我们在情感上还是不够成熟。这种感觉会伴随我们一生，我们也可能因此逃避现实生活，不想交朋友也不想工作。既然明知道会被误解，又何必再跟那些人来往呢？在不知不觉中，我们的挫败感逐渐发酵成怨恨和苦毒，这对一群天资聪颖且生来是理想主义者的人来说真是一个悲剧。

我总想把自己的意思表达得更清楚一些，但大多数人反馈给我的却是另外一个意思。（希瑟）

我们也常被误解为缺乏同理心。其实我们在许多情况下都会产生同理心，而这时情绪也会随之泛滥。也许正因如此，我们才宁愿自己不要那么敏感。

有时我会产生同理心，但同时会感到这种情绪太过

强烈。即便如此，别人还是认为我太不敏感。我觉得我的内心在深深关切着其他人，但旁人未必能看到这一点。（卡米拉）

同理心可以理解为关心或同情。我们也许很难有一个准确的定义，却可以觉察到自己何时缺乏同理心。阿斯族群可能会因为以下原因无法表现出同理心：一是我们虽有同理心，却不知如何表达；二是我们无法完全融入特定的情境，也就是说这种情境是我们从未经历过的，我们也不知道身处其中应有何感受；三是我们觉得受到冒犯，所以为了保护自己就不再付出感情了。

有时我也会为别人的不幸感到难过，这往往是因为我也有过同样的遭遇，或是因为我可以设身处地体会对方的感受。否则我也不知道如何像别人期待的那样为他们难过。（妮基）

我们擅长逻辑思维，说话总是直来直去，不加掩饰，但我们说的往往却不是别人想听的。我们做事有自己的节奏，有自己另类的方式。

　　我有个叔叔自杀了，我没为他掉过一滴眼泪。他一生都很不幸，生前也屡次提到他要离开这个世界。我对此已经麻木了，这真的说明我很冷酷无情吗？我还记得，叔叔去世以后，因为我没有对他表示哀悼，妈妈就一个劲儿地骂我"真冷血""内心已经死了"。她的这些话现在还萦绕在我耳边。有时我很担心自己有反社会倾向，为什么别人都有的感受我没有呢？有时我也麻木了，就违心地说我的感受和他们的一样。（艾尔菲尼娅）

我相信阿斯群体中大多数人在生命的最初阶段是极为敏感的，但由于一次次被伤害、误解，我们渐渐习惯了不再付出同理心。这一点我会在第18章继续探讨。

　　我特别反感一个同事。最近听说她得了绝症，活不了多久了。其他的同事都对她表示同情，只有我无动于衷，还是和原来一样讨厌她。（丝芙）

　　通常别人只要稍微激起我哪怕一丁点儿的同情心，我都会主动向他伸出援手；这时如果对方不领情，我就会被激怒。当然，这也得看情况。兴许我有心谅解，但如果对方一直不理不睬，我的同情心也就荡然无存了。

听起来有点儿过分，但如果刚好看见卡车从对方身上碾过去，我绝对会袖手旁观的。这不是出于报复心理，而是因为这个人已经被我忽略了。我不知道该如何解释，但那个人对我来说就像不存在，或者像一个会走路会说话的幻象一般。不过话说回来，只要有人对我做出哪怕一丁点儿的回应，我都会不顾一切地维护他到底。（黛姆·凯文）

给阿斯姐妹的建议

打破你的惯性行为和惯性秩序。尝试新的食品、服装、餐馆，走另一条路去上班，看没看过的电视节目，试着再多交一些朋友，跟别人聊新的话题，在学习时提高难度，或学一些其他领域的内容。说不定，你会爱上这样的新生活呢（想到这里我得深吸一口气）。也许我们最终还是会回到原先的轨道上，但在这个过程中我们多多少少会收获一些新的东西。如果你自己一个人做不到，也可以接受行为治疗，每次改变一点点，循序渐进。如果你的惯性行为已妨碍到你的正常生活，或者已经变成持续行为，建议你先做做运动，让自己平静下来并释放你身上的能量。我曾经协助阿斯伯格综合征人士接受"区域反射疗法",试过的人也告诉我,他们在后来的一段时间里都感觉放松了很多。

如果你需要借助惯性行为和惯性秩序获得安全感,建议你把内心的恐惧都写进日记里,跟你的咨询师或是你信任的人一起探讨,同时也建议你思考关于信仰的问题。我们在这个世界上会因为感官处理失调、空间辨识困难、身体协调障碍以及高度焦虑而失去方向感,所以需要灵性上的支持,需要学习信赖自己的能力、信赖上帝对我们的眷顾。

承认自己的言行不够得体会让我们如释重负。就算给你机会把事情搞砸,恐怕你的破坏力也很有限。我到现在还是常常被人误会,但我会公开自己的阿斯身份,并通过宣传和教育让更多人了解阿斯,也了解我为什么会有特定的举动、背后的动机是什么。我知道自己容易被人误解,所以当有人误解我时,也不再像以前那样感到愤怒。说话得体也是一门艺术,你可以把它当成一种新的舞蹈去学习,像跳舞一样注意你的步伐,尽量不要踩到对方的脚趾头。

我曾在演讲中打过一个比方,说明如何让自己说的话相对婉转、让别人容易接受。我们跟人谈话时往往像弓箭手一样直击要害,你可以想象你说话就像放箭,而你的谈话对象肯定闪避不及、惊恐万分。相反,如果你用得体的措辞把你想表达的意思像礼物一样包裹起来,送给对方,相信对方一定会敞开胸怀、欣然接受。

没有人会喜欢一个自以为是的人。要知道，真聪明和自作聪明是有很大差别的。对自己的智商有自信是好事，但拿它来炫耀就是另一回事了。我知道你没有炫耀的意思，但其他人不这么认为。如果你能将你的聪明与得体的言行结合起来，就无往不利了；头脑聪明而言行不得体的人往往四处碰壁，即便把事情办成了，也可能会失去一些别的东西，比如友谊。

被人误解可能是我们所面临的最根本的挑战。你既要让他人了解你的实际状况，努力与他们互动，也要给自己和他人犯错的空间，这样即便你再次被误解，也不会觉得出乎意料或充满挫败感。去结交知心的朋友，哪怕只有一个真正懂你的人也好。

另外，同理心也是可以习得的。我们中的许多人都爱看电影，看的时候总是深切关注剧中人物的命运；但大部分阿斯听到别人谈论他们面临的考验或变故，却往往很难与之共情。所以，我的办法就是借助我对影视剧的喜爱来培养对他人的同理心。如果有人跟我谈起自己的情况，我会在脑海中描绘各个角色和情节，将其连成一部"微电影"。我举个例子，妈妈告诉我，她有个同事很爱自己的狗狗，所以在它"风烛残年"、疾病缠身的时候，还是用婴儿车推着它一起去

上班。可是不久前，狗狗死了。刚听到这件事时我并不觉得
难过，因为我既没见过这位女士也没见过她的狗狗；但我开
始在脑子里酝酿"微电影"，想象自己和我的狗狗是这出戏的
主角，于是我的心打开了，融入了她的情境，也能理解她的
感受了。要是我不刻意这么做，妈妈说的话只会停留在我的
脑子里，让我浑身不舒服，引发我紧张的情绪，让我觉得非
做一些"反刺激"动作不可。但通过这种方式我可以用心去
体会这件事，也会因此产生同情，这对我来说又何尝不是一
种慰藉。我采访过的阿斯女都说她们更容易"同情"而不是
"同理"，但我个人认为两者并没有清晰的界限，因为最重要
的是学会关心、在乎他人。

要学会倾听的艺术。通常别人需要的只是一个倾听者，
而不需要你去做什么。这可能让大部分阿斯都感到为难，既
然对听到的情况无能为力，我们索性就不想听，觉得浪费
时间。

给父母的建议

请尊重孩子的惯性行为，同时跟她们达成共识，每周尝
试一种新的食物、看一本新书或参与一项新的活动。即便你
的女儿已经长大了，她还是需要有人在这方面给她挑战，同

时尊重她。你要明白，如果她确实不喜欢某样东西，你批评她、哄骗她是没有用的，也不要对她说"高兴点"，因为这样只会火上浇油。她需要通过惯性行为和惯性秩序获得安全感。如果她一味重复毫无意义的行为或程序，你不妨让她尝试一些疗法或者做运动，当然也可以让她接受药物治疗。但先试着让她通过一些建设性的活动释放焦虑情绪，这样她就不一定要一味重复原来的做法了。可以让她学音乐、科学、艺术或是去徒步旅行等等。你可能要让她多尝试一些活动，直到找到适合她的项目。

如果你的女儿有时看起来缺乏同情心，甚至麻木不仁，告诉她"应该"有何感受实为下策。最好的办法是从她的生活中举一个相似的例子，让她设身处地去体会，这样一定会事半功倍的。如果你希望你的小阿斯言行得体，对她循循善诱必定远胜于说教。她不得体的言行有 99% 都是无心的。如果你自己是阿斯，你就会明白这是怎么回事，但没有阿斯伯格综合征的人都很难理解，为什么智商这么高的人竟不能拿捏自己讲话的分寸。你可以借助我前面打过的比方，也可以自己发明一种方法，帮助她把要表达的意思包装成礼物送给对方。不要批评她或让她难堪，因为她一旦发现自己惹别人不高兴了，就会十分不安。你要学着从正面看待她坦率、真实的性情。

15. 求医需谨慎

　　目前在美国，对阿斯伯格综合征的诊断存在很多问题，包括费用高昂、不在美国医疗保险覆盖的范围内、诊断的主观性较强，也就是说你不能通过查血来确诊孤独症或阿斯伯格综合征。2013 年出版的《精神障碍诊断与统计指南》（第五版）不再把阿斯伯格综合征列为单独的诊断项目，而把它并入孤独症谱系。不管现在还是将来，确诊都不是一件简单的事，不同的医生可能会根据自己的经验和知识做出不同的判断，但目前医学界对于女性阿斯伯格综合征的认知还比较有限。阿斯伯格综合征的发现者汉斯·阿斯伯格先生只罗列了男性患者的症状，所以医生们在对女性进行诊断时缺乏可靠的参照标准。好在这种情形正在逐渐改变。

我认为女性患者的症状与男性患者存在很大差别，而现有的许多医学文献只探讨男性患者的症状，这就导致部分女性患者被误诊，当然她们也就得不到相应的治疗。（芭芭拉·尼科尔斯博士，美国亚利桑那州图森市成年阿斯伯格综合征联合会）

被确诊为阿斯的人通常都认同这个诊断。到目前为止，我的受访者没有一个会怀疑诊断的准确性。但我还遇到过一些人，他们曾经好几次被诊断成别的病症；还有些人被诊断出只有一部分症状与阿斯伯格综合征相符，很可能他们就诊时医生只注意到某一方面的症状（如抽动现象），或者只注意到一些并存症的症状（comorbid condition）（如双相情感障碍）。误诊造成的不幸后果是，阿斯女们服用的药物要么不对症，要么只缓解了并存症的症状，而她们也得不到阿斯患者所需的医疗支持。这对她们今后身体的健康、生活的幸福乃至经济状况都会造成损害。

我曾被诊断为精神分裂症、双相情感障碍引发的多重人格等等。我几乎吃过每一种抗抑郁的药。25岁那年我确诊为阿斯，在那之前，一名精神科医生试图用尽世上所有的检测方式来证明我不是。确诊之后我终于如释

重负。（波莉）

误诊意味着医生给我们的建议未必是正确的，无论是针对工作、大学学习、生活还是人际关系等各个方面。在某些情况下，误诊可能会导致我们精神失常，甚至危及生命。

我大学时期的经历实在可怕。我一度努力让自己和别人一样，努力表现得合群、结交朋友、参加各类学习小组、获得优异的学习成绩。最后我的体力和心力都被透支，几乎崩溃，于是去咨询校医院的医生。医生只和我谈了15分钟，就给我开了一包帕罗西汀①完事。四天后，我感觉有一股不可遏制的欲望要我拿起刀子砍自己，于是医生又开了抗精神病药、抗抑郁药、抗癫痫和情绪稳定剂。那真是一场彻头彻尾的噩梦！服用抗精神病药之后我出现了幻觉，一直听见一个声音命令我自杀，令我恐惧万分。我怎么都想不到是药物导致我幻听，我以为自己大概真的疯了。后来我由于自杀未遂被送进医院，随后被诊断为"分裂情感障碍"。

停药两年之后，那些自残的想法彻底消失了，而且再

———
① 一种抗抑郁药。

也没有出现过幻听，其他的很多问题也不复存在了。我参加的抗焦虑辅导团队中有两名明察秋毫的治疗师，他们综合分析了我所有的情况，最终指出我可能患有阿斯伯格综合征。现在我服用一种细心配制、含有维生素和矿物质的混合药物，它有助于我的身心保持稳定状态。（希瑟）

许多女性从未发现自己有阿斯伯格综合征，甚至连听都没听说过。后来她们的子女（通常是儿子）被确诊了，医生才反过来在父母身上寻找根源。

　　我曾多次被误诊，分别被诊断为智障、多动症、双相情感障碍（因为我经常情绪崩溃，也常对身边发生的事没有知觉）；而在13岁时我又被诊断为抽动症（Tourette's），因为我经常拍手、言语不清、目光游离，还会突然发出咕噜声。在我两个儿子都被诊断为孤独症之后，我才被确诊为阿斯伯格综合征。（黛姆·凯文）

　　我们的第三个孩子被确诊后，我和丈夫才开始注意自己和孩子身上的相同之处。我一直知道自己跟别人不太一样，而被确诊为阿斯则让我如释重负。（珍）

我被误诊的次数多得数不清……医生给我开了各种精神方面的药，但服药以后我身体的反应都很糟糕。后来学校的老师怀疑我最小的两个孩子有自闭倾向，我心想："简直是无稽之谈，他们只不过是像我罢了。"于是我四处搜罗并阅读了许多关于孤独症的资料，想证明那个老师是错的，最终却意识到我们家庭中的多数人都在孤独症谱系上，而医院的诊断也证实了这一点。（波姬格兰）

包括我在内的一些女性第一次在孩子的诊断书上看到"阿斯"一词时，都会联想到配偶的一些怪癖，认为孩子是受了对方的遗传。但很快我们就意识到自己也有问题。我曾经在一本有关男性阿斯的书里读到关于女性阿斯的只言片语，那是我第一次发现自己可能也在谱系上。在电影《莫扎特与鲸鱼》中，阿斯女伊莎贝尔的形象巩固了我这一想法，而她的原型是玛丽·纽坡特（Mary Newport）[1]。我把这部电影反反复复看了好几遍之后，忽然意识到她跟我是那么像！从此我开始钻研能搜集到的一切关于阿斯的资料。

没有阿斯子女的人不得不去找医生做一系列的排查。如果没有免费医疗或者特别好的医疗保险，又有几个人负担得

---

[1]　电影根据她与丈夫杰瑞·纽坡特（Jerry Newport）的故事改编。

起这笔费用呢？很多情况下，"自我诊断"是唯一可行的方式，其结果往往也是准确的。有些女性是在"自我诊断"之后，才特地存钱、接受检查、与医保公司斗智斗勇，最终才得到官方诊断。

> 我还没被确诊，因为我没有医疗保险。但我小时候曾被诊断出社交恐惧症、广泛性焦虑症、强迫症以及抑郁症。这些病症确实和我遇到的一部分问题相吻合，但我总感觉它们描述得还不够全面。跟它们比起来阿斯伯格综合征倒是更贴近我的真实情况。（艾伦）

> 2008年，我自诊是一名阿斯患者；2009年2月，我终于得到官方诊断。（蕾切尔）

有一次我打电话给一名神经心理学家，想跟她探讨诊断成年阿斯患者的可能性，但她说只给儿童做诊断。我发现她对阿斯的了解很模糊、很有限，对女性阿斯的了解就更少了。她说她在诊断的过程中会找家人了解情况。后来我又打电话问了很多医生，其中大多数都说他们只诊断儿童，而愿意诊断成人的，都表示一定要找就诊者的家人了解情况。虽然有些阿斯女很幸运，有个充满爱且善于观察的母亲，但也有不少阿斯女从小就在身体上、情感上甚至性方面受家人虐待。我们不能忍受让这些虐待过孩子的人参与诊断过程，如果一个人能对自己的孩子施虐，或者对这种事睁只眼闭只眼，你就不能指望他记得孩子成长的确切细节。

> 我快 21 岁时才被确诊，此前没人知道我有任何自闭倾向。回想起来我确实与众不同。我曾多次突然昏厥，也常常挨打，而且被我哥哥性虐待过。我的父母直到最近才肯承认我的确得了阿斯伯格综合征。（莎伦）

> 我从小就遭到父亲性虐待，但别人不相信我的话，总认为我在撒谎。家人总是告诉我要"正常一点"。直到最近我才被确诊。（布兰波尔）

如果阿斯女的年龄很大，她们的父母如果还在世，肯定也已经七八十岁了。即使他们是好爸爸好妈妈，很多往事可能也想不起来了。在我们小时候，父母往往会让孩子一天到晚都在外面玩，有时大半天都不知道孩子跑哪里去了。除非孩子明显表现出异常，否则父母不会关心孩子的内心世界。只要孩子吃饱穿暖、平安无事，大人就觉得责任尽到了。

即便我们得到确诊，也还是会被其他医生质疑。

我跟许多医生咨询过有关阿斯伯格综合征的问题，但大多数都不相信这个诊断，因为他们觉得我看起来很能干，能把日常生活打点得很好。（布兰迪）

许多医生和健康专家对阿斯伯格综合征有负面印象，在他们眼里我们的诊断书就跟死刑判决书似的。

医生说我的病无药可治，除非我吞下大剂量的药，进入"人工休克"状态。医生还说，根据我之前的工作经历，继续从事这份工作会导致我自杀。她给我的感觉是，我最好躲在一个保险柜里度过余生。（布兰迪）

幸运的是，现在大多数医生都不至于这么无知了，而许多专家也在努力研究阿斯伯格综合征，包括它的发病征兆、症状、积极影响以及复杂性等等。

给阿斯姐妹的建议

在我 2009 年出版的《跟阿斯伯格男士交往的女孩必须知道的 22 件事》中，我提到除了阿斯伯格综合征本身，我们还会面临许多别的困难，比如如何确诊、如何得到后续建议和支持，以及如何让别的医生相信这个诊断。

如果诊断结果不符合你的实际情况，你大可置之不理，但我至今还没碰到哪个阿斯患者会质疑这个诊断。如果和实际情况相符，你不妨运用从书上、网上、治疗师和支持小组那里得到的信息来帮助自己。即使你尚未被确诊，也没什么大不了的，至少不会被保险公司拒之门外。

随随便便开一大堆药的医生，你一定得警惕。如果我之前讲的事例还不足让你警觉，那么你可以在下一章读到更多例子。谨慎开药是医生的责任，但你也要谨慎用药，一次只吃一种，如果出现恶性的副作用就立刻停药。建议参照天宝·格兰丁在《用图像思考》（*Thinking in Pictures*）一书中提出的关于合理用药的科学指导。

给父母的建议

世界上有好医生也有坏医生。有些医生精通阿斯伯格综合征，有些则一窍不通；有些医生视野开阔，有些则目光短浅。他们只是人，不是上帝。试着找一个让你喜欢、信任并且敬重的医生，他应该乐意了解你的顾虑、接受你的判断，应该不会对你或你女儿的自我诊断不屑一顾。毕竟只有你女儿最清楚自己的生活经历，如果你一直在她身边，又善于观察，那么你也是最了解她的人。一旦得到确诊，你就要开始满腔热情地学习关于阿斯的知识；如果你不积极行动，你女儿的生活旅途兴许就会布满荆棘。你要积极学习并参与她成长的过程，如果你不能助她一臂之力，就会成为她成长的障碍之一。

16. 直面抑郁

　　精神科医生托马斯·萨斯（Thomas Szasz）认为，世界上并不存在所谓的心理障碍，那些被贴上这个标签的人只是生活出了问题。阿斯女在生活中遇到的问题显然比一般人要多得多。虽然阿斯人群更容易得抑郁症、创伤后应激障碍及其他病症，但这种情况是可以避免的。如果我们的朋友、家人、老师和同龄人能够理解并接纳我们与众不同的地方，我们得心理疾病的概率就会大大降低。

　　我们会得抑郁症，往往是因为生活中缺失了某些重要的东西，比如爱、金钱、朋友、健康、别人的理解等等，而我们却对此无能为力。其实，除了生离死别这样的极端情况，生活中的绝大部分难题都是可以解决的，如果原来的办法行不通，就试试新的方法。

过去的几十年里，人们大肆宣传抑郁症是体内"化学失衡"造成的，以此为基础的抗抑郁药也风行一时。的确，如果身体内的化学元素失去平衡，我们会更容易有抑郁的倾向；但每个人失衡的情况不同，医生必须经过一系列检查和分析才能了解具体情况，而对失衡的治疗也要因人而异，最好通过服用维生素和其他补品来调整，而不应认为某种精神药物适合所有患者。

抗抑郁药和其他精神药物只能缓解症状，并不能从根源上解决问题。但医生给我们开起药来往往不假思索。

我曾被诊断为重度抑郁（double depression），即抑郁症患者的抑郁程度在原有基础上加重。我敢说那天是个门卫在给医生代班，开了些治疗多动症的"阿得拉"药片（Adderall）就把我打发走了，那药几乎让我精神失常。（奥利弗）

8岁时我接受了检查，医生告诉我妈妈，我的问题是情绪过激，于是给我开了些抑制愤怒的药。我估计他开的剂量太大了，因为服药之后我变得毫无感觉，甚至觉得无法控制自己的大脑。（梅根）

有些阿斯女觉得吃药有帮助，我的意思也不是建议你停药。如果你觉得药物确实有效而且效果大于风险的话，就可以继续服用。

　　我接受了多种类型的认知行为治疗，为配合治疗也服用一定剂量的 SSRI（选择性血清素再吸收抑制剂），按照天宝·格兰丁的建议，阿斯的剂量不能超过正常人起始剂量的 1/3 ～ 1/2。药物对我来说很有效果，我的并存症减轻了，焦虑的状况也有所缓解。其他人服用更大剂量的抗抑郁药可能没有问题，但如果我服用了，后果可能不堪设想。（卡米拉）

所谓的"自闭崩溃"（autistic meltdown）可分为两种类型：一是"暴怒式崩溃"（我们会在下一章深入探讨），二是"抑郁式崩溃"。暴怒式崩溃通常会很快过去，它对身体的影响可能只持续几个小时；而抑郁式崩溃则可能在好几天甚至好几个星期里频繁发作，把我们折磨得身心俱疲。两种崩溃都会引发胃痛、恶心、呕吐、疲惫、眩晕、头疼、腹泻，甚至还会导致友情或恋情的破裂，而它们造成的尴尬也是我们无法轻易忘记的。

从未经历过重度抑郁的人不会懂得其中的感受，我也只能描述自己在抑郁发作过程中的内在感受，不过我采访过的阿斯女表示她们也有相似的经历。在抑郁式崩溃刚开始的时候，我会感觉大脑边缘好像弥漫着一团烟雾，同时前额一阵发紧，我也觉得有点儿低落，有点儿消极，但还用不着深呼吸，有时在这个阶段我的情绪并不糟，甚至挺开心的。接着会发生一些让我不高兴的事，也许是别人对我的一句评论，也许是计划有变，也许是这一整天的社交活动或感官刺激超出了我能承受的限度。也可能是一些更加显而易见的"导火索"，譬如与恋人分手、被人误解或听到伤人的流言蜚语。不管原因为何，我都感觉头部和腹部被敲了一闷棍。很快我开始头晕，感觉天旋地转……你可以想象你听到了可怕的消息、在快要失去知觉之前那一瞬间的感觉，而抑郁式崩溃意味着你几个小时乃至几天都会停留在这一瞬间。这种情况一旦出现，我们就像爱丽丝一样，不可遏制地掉进了兔子洞，飞速下坠并重重摔落在地。在这几天里我们往往痛哭不止，有时甚至呼吸急促、几近窒息，内心也万念俱灰，不相信一切还有恢复正常的可能，也因为痛苦而丧失了一切行动力。

　　我感觉胃部好像有一个黑洞把我的整个身体吸了进去。我内在的疼痛有时会蔓延到全身，我病倒了。除了哇哇大哭、缩成一团，我什么也做不了。这种情形可能

> 持续几个小时，有时会持续好几天，真是可怕极了，而且我事后很难恢复过来。（安迪）

抑郁式崩溃就像把我们关进地下室，周围黑暗、潮湿而又肮脏，还爬满了蜘蛛。它就像死亡，像地球上的孤岛，是你碰到过最可怕的梦魇。这些感觉使我怀疑：我是不是着魔了？是不是精神失常了？是不是受了诅咒，再也不可能开心起来了？我需要去看医生吗？我需要去找巫师，让她把响尾蛇缠在我身上给我驱魔吗？为什么偏偏轮到我来受罪？我连睡觉都不安稳，因为我会梦到有人拿刀杀我。

> 我会做十分逼真的噩梦，比如飞机失事、暴风雨、被人追捕、有人溺水、想拨911但总按不到正确的号码、想喊救命却发不出声音。一晚上我会惊醒三四次。（珍）

> 陷入抑郁的日子很可怕，我每天都躺在床上，感觉身体极度痛苦，头脑也不受控制。（布兰迪）

抑郁式崩溃可能在一瞬间发作，身体却要花好几年时间才能彻底恢复。事实上，这个过程类似于选择性缄默症患者从缄默中恢复过来，那些虚弱、痛苦、僵硬、冰冷、麻木的感觉渐渐消退，四肢和大脑开始复苏，呼吸也慢慢变得正常。每次恢复过来以后，我都祈求上帝别让抑郁式崩溃再次发作。但下次它还是会发作，虽不如以前频繁，但也够我受的了。它的根源通常是一种无能为力而又绝望的感觉。经济拮据、交际困难，当然还有感情问题，都可能诱使抑郁式崩溃发作。

有些阿斯女对恋爱不是那么感冒，有些却特别容易动感情。对她们来说，单相思、期待落空、一次约会搞砸都可能导致严重的抑郁式崩溃。我们躺在床上的时候，感觉自己就像维多利亚时代一个被抛弃的新娘，说不出话，笑不出声，以泪洗面，不但无法思考，连呼吸都成问题。轻度崩溃时我们可以通过读书、看电影安抚自己；可是一旦发生重度崩溃，全世界对我们来说都如同黑暗邪恶的地狱。

整个夏天我都在床上度过，连动一动身子都很困难。我试过五六个精神科医生，却没有一个能解决我的问题。我搬家以后搜集了这一地区所有精神科医生的联系方式，给他们一一写信，问他们是否有兴趣接手阿斯患者。只有少数医生回复了，而且他们都说"不感兴趣"。（维德斯）

我们怎样才能得到帮助？在哪里能找到出路？

我会去见心理咨询师或是去危机援助中心。我知道，如果我不尽快处理自己的问题，就会陷入抑郁的泥潭。我必须找人好好谈谈我遇到的困难，让他们帮我分析。我的情绪往往严重泛滥，以致我都不能理解自己的脑子究竟出了什么问题。（安迪）

我会保持健康的饮食习惯，并坚持锻炼；我也会在论坛上或匿名毒瘾者互助会①会议上分享自己的情况。我每隔两个星期都去见一位孤独症专家。这些做法让我在低潮期不至于失控，而我也相信这个阶段总会过去的。（卡米拉）

我坚信，虽然我们有抑郁的倾向，但抑郁的发作还是有可能避免的。

我通常不会陷入抑郁，但有时会感觉自己正站在悬崖边上，随时会坠入黑暗的深渊，不过没多久这种感觉就消退了。有好几年时间，抑郁都不曾在我身上真正发作。（赖利）

---

① Narcotics Anonymous，一个帮助成瘾者康复的国际性非营利组织。

即使我们被确诊，医生往往也很难判断我们身上出现的状况哪些属于阿斯特性，哪些属于心理问题。

　　我小时候受过虐待，所以医生也很难判断我的行为哪些与创伤后应激障碍有关，哪些是由阿斯伯格综合征引发的。反而是我那患有阿斯伯格综合征的孩子让我有机会了解自己。他们没受过虐待，但他们的很多行为模式跟我一模一样，这让我更容易分辨创伤后应激障碍与孤独症的影响。（珍）

虽然经历过深度抑郁，甚至一发不可收拾，但我采访的绝大多数阿斯女并没有真正考虑过自杀；虽然对她们来说，自杀的念头偶尔也会一闪而过，但很少有人付诸行动，多数人都说绝不会干那种傻事。我们一方面放不下自己爱的人，另一方面对未知也充满恐惧，所以不会选择自寻短见。虽说偶尔会忽然觉得，我们可以通过自杀完全掌控自己的生命，但一想到自己对死后的事茫茫无知，我们就立即打消了这个念头。

　　我并不想结束生命。我只是想摆脱其他人，不愿意被他们当成玩偶牵着走。（黛姆·凯文）

从我记事起，几乎每晚我都渴望死去。有一次我割伤手臂，希望别人能了解我抑郁的程度。尽管我心里一直笼罩着阴影，毫无快乐可言，但还是怀着一丝朦胧的希望，也许明天一切会变好。（布兰波尔）

艾尔菲尼娅是一名忠实的爱狗人士，也在宠物店负责给狗狗梳洗打扮。有一次她在工作时发现自己最喜爱的"顾客"——一条名叫科迪的金色寻回犬死了，而兽医按主人的意愿把小狗的尸体留在地板上。随后尸体又被转移到艾尔菲尼娅工作台对面的一个笼子里，以致她一整天都看得到它。她含泪给科迪盖上一条毯子，却因此被人大声呵斥。这件事导致她重度抑郁，正如有的人在新工作中多项任务同时进行、压力达到顶点时抑郁发作一样。

我眼睁睁看着负责火化的人把科迪带走。我麻木地回到家，从厨房抽屉里拿出一把刀，然后往浴缸里放水；但我还没来得及跳进去，我的男友就一把抱住了我。后来我尝试了某种疗法，却被治疗师直接送往医院。在那里，我整夜都担惊受怕，工作人员对我也很不好，连我上厕所都要紧紧盯着。我睡在一张硬邦邦的塑料椅上，因为我没有医保，他们不能提供床位。由于出现严重的急性焦虑症（panic attack），他们不断给我吃劳拉西泮，以致我无法思考。我为此去找医生，一名怒气冲冲、言语粗鲁的实习生告诉我，我将被送进另一个镇上的精神病院。没想到他们竟然叫了警车把我送到那里。那所医院专门收治有犯罪记录的精神病人，与原来的医院相距一个小时车程。又过了两个小时，他们终于把我送回家了。而在那之前他们把我和其他病人锁在一起，他们一边搓着自己的身子，一边盯着我看。在医院里我的情况毫无改善，反而把我吓得想自杀。我再也不想碰到这样的事了。（艾尔菲尼娅）

艾尔菲尼娅的故事并非个案。这种做法对一个处在崩溃边缘的孤独症患者来说绝不是妥善的医疗手段，而且不人道。

给阿斯姐妹的建议

接受采访的阿斯女中有三分之一承认自己正在吃抗抑郁药，也表示这种药对她们有帮助；但那些用药更早的人却认为药效只能管一时，有的甚至认为这些药对她们根本没有帮助，或是会导致她们身体虚弱。抗抑郁药一开始可能会让你产生一种愉快的感觉，就像你喝第一口鸡尾酒时会觉得兴奋、刚坠入情网时会心醉神迷一样，但这种感觉不会持久。这类药物如果用于控制焦虑可能会更有效。焦虑是阿斯伯格综合征的一部分，而抑郁则是由生活中的困难引发的。你可以借助药效让生活重新运转起来，但如果不改变生活模式，你很快会再度陷入抑郁的泥沼。正如一首歌里所唱的："你仍有时间改变前进的方向。"①

别依赖任何人，哪怕是医生。好的医生会和你交谈，找出你抑郁的原因，并设法了解你能得到哪些帮助。如果你仍然需要服药或者想要服药的话，他们会给你开一些不会造成药物依赖、风险和副作用较小的药物（药物风险究竟多大，你一定要自己去调查）。如果你服药后出现不良反应，庸医会立即给你换一种药，就这样换了又换，而这些处方都有可能导致我们精神失常，因为精神药物如果使用不当，就有可能导致类似精神失常的行为。只要是人，哪怕是阿斯人群，都需要被爱，需要人陪伴，需要支持与理解。如果你缺少这些东西，就应当改变你的日程安排、生活方式或者环境，而不是用吃药来解决问题。虽然我们天生有抑郁的倾向，但明智的选择（尤其是明智选择与我们相处的人），还是可以让我们避开一些会直接诱发抑郁的环境。

---

① There's still time to change the road you're on. 歌名为 Stairway to Heaven。

我们很容易将问题归咎于社会，毕竟这个世界大部分人无自闭倾向，我们在其中难免受歧视，这在很多情况下也成为我们抑郁发作的诱因。可我觉得这只是问题的一部分，因为我们有责任控制自己对外界刺激做出的反应。你必须为每个问题找到具体且合理的解决方案。首先你要找出抑郁的根本原因，不管它是萨斯所说的"生活出了问题"，还是你的内在系统失去平衡。我们必须自己去调查这些原因，同时向有思想见地与合作精神的专家寻求帮助，共同找出对策。我们必须为自己的幸福负责。对阿斯女而言，这意味着要容许自己去玩耍，去从事能够挖掘我们天赋和热情的工作；同时还要先发制人，用智慧战胜身边数以亿计的不良刺激。也就是说，我们要尽力找到能接受我们真实面貌的人，同时主动回避那些不能接受我们的人。

你的问题属于神经与生理的范畴，而不是灵性上、心理上或情感上的障碍。当然，如果你得不到需要的帮助与支持，就会出现灵性、心理以及情感上的问题。你可以试着重新定义每个困扰你的问题，因为生活在很大程度上取决于你怎么看待它。负面思维是会形成习惯的，即便它的出现情有可原，我们还是更愿意去改变这个世界，而不是任由它改变我们。

·全方位的抗抑郁剂

有些食品对我们阿斯来说疗效不错，比如 5HT-P（听着像一种发动机机油，事实上是一种原生态的补品，在维生素商店可买到）、金丝桃、银杏、维拉土豆 [①]……它们的药效虽然还未被美国联邦药品局证实，但你可以试一试。此外，我还找到一种叫作阿姆利特（Amrit）的强力抗氧化剂，它有助于缓解焦虑、安抚情绪以及对抗压力。与服用药物或任何营养品同理，孤独症人群的用量宜少不宜多，刚开始时不要超过正常用量的三分之一。

·写作

本书不止一次提到，写作是一种强有力的自我调节方式。如果你不擅长写作，也可以通过绘画或者演奏乐器让自己放松。另外，别忘了捕捉并记录下每一个乐观向上的时刻，因为你需要累积生命中的正能量，以便在需要的时候提醒自己，你可以过得很快乐。

·影像日记

这是另一种很了不起的调节手段。当你极度抑郁的时候，

———

① Valor，土豆的一个品种。

不妨大声说出你的想法，并把它录下来。你可以尽情发泄，但除非你在头脑清醒的时候看过这些录像，否则不要放到网上四处传播。

抑郁不是你的身份标签，更不是你的全部。它只是你暂时的精神状态，是你在某个阶段里看待世界的方式，它会影响你的判断以及你对现实环境的理解。你可以等心情好的时候再看这些录像，你会发现在你抑郁时的某些想法并不能反映出你惯常的思维方式，有些想法虽道出了你的真实境遇与内心的沮丧，但为那些事情感到抑郁并不能解决问题。

抑郁解决不了你在金钱、感情、社交、学业上遇到的问题，反而会成为你解决问题的障碍。一旦陷入抑郁，你会觉得越来越无能为力，解决问题的希望也越来越渺茫。你可以让别人同情你，但他们并不知道该怎样帮助你，甚至因为你的抑郁而不想帮你。重度抑郁的人也可能因为抑郁被人数落，别人会觉得他只想吸引他人的注意力。没人知道你陷得多深，没人愿意陪你去地狱走一遭，你必须振作，做自己的英雄，让自己的内心强大起来。

你预感到自己会崩溃的时候一定要先行出击，离开存在不良刺激的环境；趁着还有食欲多吃些健康食品，多喝水；按时按量吃维生素片或营养品，以免身心营养不良；去做运动，越快越好！不要躺在床上。穿上轮滑鞋或运动鞋上街或去运动场，做什么运动都行，好好出一身汗。

你也可以抚慰一下自己：摸摸宠物狗，洗个热水澡，穿一件柔软的大袍子。离开那些让你自卑的人。

运用你的想象力：多数阿斯能够在脑海中生动地描绘并构建出特定的事物。把这种能力运用到生活中，去构想你生活的样子，构想你应有的态度，构想你的幸福和力量。如果你已经心有所属，可以想象自己正牵着对方的手（如果那个人不在身边），握紧那只手，让自己振作起来。想象力是一种强有力的工具，但一定要持之以恒地使用才能奏效，所以你可以把一些反映理想自我、理想家园的图片贴在家里，尤其是卧室里或其他你经常待的地方。

许多女性在难过的时候都爱看悲情剧，但你可以换一部喜剧片来防止崩溃。

有些人会借酒浇愁，可令我惊讶的是，许多阿斯女都很少喝酒甚至滴酒不沾，也不染毒品。这是好事，因为这些东西会强化我们的抑郁倾向。它们会让我们说出不该说的话，而这正是我们在严重抑郁以及崩溃时会做的事。

有人可以倾诉是一件值得感恩的事，否则你的生活会比别人艰难得多。若你孤身一人，也要知道这不是世界末日，总有一天你会找到一个能倾听你的人，而你现在就要着手去找。那个人未必是你的爱人，其实在很多情况下不是爱人更好，否则你们的关系可能不堪重负。找一个能给你建议的人、一个咨询师、一个笔友、一个阿斯同胞，只要对方在你崩溃时能帮你就行。就算你们只能通过电话或视频联系，也总比没有要好。我知道我们喜欢独处，但这在某种程度上不过是自我强迫的结果。另一个人会成为我们的镜子，让我们看见自己陷得多深，免得抑郁成为我们的习惯，让我们无法自拔。你肯定也不愿意走到那一步，把每件事都往坏里想，还总以为自己是对的。

你的一生注定会困难重重，因为你必须不断应对各种挑战和阻碍，而你也要意识到自己可能会渐渐对充满危机的生活习以为常，无论是社交危机、情感危机、财政危机还是抑郁的危机。你会觉得受压迫、不幸、不公平，还会产生其他许多负面情绪和观念，因此你必须夺回自主权。甘心生活在危机之中，就等于被生活玩弄于股掌。

尝试自杀等于让行政机构有权控制你，所以想都别往那方面想，否则他们就赢了。有句老话说得好：困难像弹簧，看你强不强；你强它就弱，你弱它就强。（Don't let the bastards get you down.）但愿你有父母和家庭做你坚强的后盾，否则生命对你而言会是一段极其孤独的旅程。无知的父母会让阿斯女受尽折磨，但你要知道，他们不懂得你有多敏感，不懂得生活对你来说有多么黑暗可怕；如果他们懂的话，肯定会对你比现在好。他们也不知道自己给你造成了多大的伤害。等你长大了，你会成为善解人意的女子，如果有一天你有了自己的孩子，你一定不会让他们再忍受这种孤寂，对不对？眼光放长远些，多想想未来。为了这个愿景，你要尽可能接受更高层次的教育，让自己经济独立、自食其力，不再依赖任何人。

给父母的建议

如果父母用适当的方式跟阿斯女儿沟通并采取必要的行动，就可以避免她们陷入抑郁或崩溃。太多的阿斯女总是孤零零地待在卧室或公寓里，独自面对自己的困难。我们小时候成熟得比别人快，成年后却迟迟不能脱离父母独立生活。如果我们的需要得不到父母的支持与理解，我们无疑会在碰到问题时茫然不知所措，同时发现自己的能力根本不足以应对。

没什么比受人指责更让我们压抑了。没什么比说"努力克服"和"放轻松点"更令我们恼火了。我们需要有人倾听和关怀，需要有人提问题来引起我们思考，而不是说一些让我们反感的话。比如你可以这样问：

- 是什么让你有这种感觉？

- 你现在感觉如何？

- 怎样能让你感觉好点？

- 你想吃点什么或喝点什么吗？

- 要不要洗个热水澡？

……

这些细节可以体现出你确实关心我们，也愿意为我们付出努力。当我们对外界的人和事满腹牢骚时，你只消说一句同情的话，比如"啊，这听起来太过分、太不公平了"，我们就知道你理解了我们的心境。而一旦我们感觉自己被理解，遮蔽理智的浓雾就会散开，我们会开始主动走出阴影。

请不要认为把药片扔给孩子你就算尽力了。在医生开药时，你要打破砂锅问到底，因为有一些抗抑郁剂是会造成药物依赖的。我曾经就稀里糊涂地服用过一些会造成依赖的药，直到我发现自己停不了药时才意识到这个问题。

请记住，抑郁通常来源于一种无能为力的感觉，因此，你的小阿斯内心越强大，陷入抑郁的可能性就越低。

17. 阿斯女的愤怒

孤独症谱系上的男女都会有暴怒式崩溃（temper meltdown）的时候。现在的社会更难以接受暴力倾向，但我们的潜意识仍然会认为冲动发火是男性气质的一部分。如果一个女人勃然大怒，就会被认为是发疯、喜怒无常甚至"有病"。要是这种情况发生在公共场合，人们可能会认为她心理有问题。除非她不会说话或看起来明显不正常，否则人们不会想到她发怒是孤独症所致。

我们如果看到某些女孩总是控制不住脾气，第一反应肯定不会是她某方面有残疾，而是认为她固执任性或喜欢小题大做。换句话说，我们会认为她的行为有问题，

自制力太差。（斯特拉）

　　看到别人暴怒，我会觉得他们的反应太过激，但我自己要是发脾气，我会觉得一定是有理由的。我敢说他们的想法也跟我一样。为什么我们非发脾气不可？为什么我们就是控制不住自己？其实这件事并不是我们自己能左右的，我们无法预知自己什么时候会有暴怒式崩溃。外界能够引爆我们愤怒情绪的导火索是多种多样的，暴怒式崩溃往往是感官刺激、社交问题以及情绪波动交织在一起所致，比如你去参加聚会，发现参加的人特别多，而且音乐震耳欲聋；或是你买的东西出了问题，你去换货时商店里人声嘈杂，店员也不太愿意合作。此外，我们也可能因为生活模式突然发生变化而发怒，比如搬家、去度假、开始一份新的工作或一段新的感情。这时你会通过暴怒式崩溃来宣泄情绪，但只要稍加分析，你就会发现愤怒只是痛苦的一种表现形式。这种痛苦来自你不断累积的挫败感，而挫败感一经发酵往往会让人充满攻击性。

　　我会感觉一整天积累下来的焦虑情绪和感官上的负荷达到了极限，于是它们爆发了。尽管我不愿承认，但我暴怒时的确很像小孩子在商店里因为父母不给他买想

要的玩具而发脾气。（布兰迪）

与抑郁式崩溃相比，在暴怒式崩溃发作时我们的感觉不会那么强烈，它更像是一种神经极度紧绷的状态，像是触了电一般。就我个人而言，我会感到生气、被激怒、呼吸不畅，有时还会觉得头晕。如果我还能开口说话，可能会冷嘲热讽，语气相当不屑。在怒气爆发那一刻之前你根本无法预见它的发作。你可以从我眼睛里看出，我头脑中仿佛笼罩了一片乌云，暴风雨即将来临。转眼之间我的怒气变得一发不可收拾，我很难控制，甚至根本无法控制。暴怒式崩溃意味着我们可能在公共场合号啕大哭、暴跳如雷、诅咒谩骂甚至大打出手。我们当时说的那些无心的话听起来都是认真的。我们发起火来很吓人，因为我们把所有压抑的怒气都肆无忌惮地宣泄出来了，其后果可能是毁灭性的，会让事情变得一团糟。为此我还专门写了一首歌叫《天鹅绒》：

叫我小嘉莉[1]，我很可怕哟，有我人间就不得安宁。

————

[1] 嘉莉·怀特是斯蒂芬·金（Stephen King）的恐怖小说《魔女嘉莉》（*Carrie*）中的主角。嘉莉是一个晚熟、孤僻的女孩，由于长期受母亲折磨和同学欺凌，最后忍无可忍，魔性大发，开始无情地报复所有伤害过她的人。

这段歌词的灵感来自我暴怒式崩溃的经历，因为这种经历总是让我想起斯蒂芬·金笔下那个能用怒气摧毁一切的小魔女。

我们就像小孩子，不善于控制情绪，会像他们一样大喊："这不公平！"感觉被人利用、受到不公平对待是我们怒气爆发的诱因之一。

> 上大学期间，有一次一个朋友玩牌时作弊被我逮了个正着。本来我们只是随便玩玩打发时间，但当时我暴怒式崩溃发作，打了他一拳，我自己也晕过去了。据在场的人说，他当时并没有还手，也没有自卫，只是被吓得目瞪口呆。而我只记得暴怒式崩溃发作，却不记得自己动过手。我是在救护员的帮助下清醒过来的。（黛姆·凯文）

如果觉得别人受到不公正的待遇，我们也会怒火中烧。我从小就爱看克林特·伊斯特伍德（Clint Eastwood）以及查尔斯·布朗森（Charles Bronson）等人出演的私刑电影①，因为我无法忍受行凶的人逍遥法外（要不是后来知道有位公义的

---

① Vigilante film，电影中的主人公往往因为司法系统偏向恶人而自行采取报复行动、伸张正义。

上帝在掌管，我可能已经习武）。14岁那年，我发现一个朋友的父亲总是逼迫她和自己发生性关系，就让朋友躲在我家，谁知她父亲竟跟踪过来，把我气得发疯。我恨不得亲手宰了他，因此就拿他的汽车泄愤，赤手空拳对汽车一顿暴打。当时我并不觉得痛，事后才发现车子被我打得到处都是凹痕。

暴怒式崩溃在我们肚子饿的时候更容易发作。你可以想象孩子进了超市的情形：有那么多商品，还有灯光、来来往往的顾客、音乐、说话声……除此之外还有各种食品。餐馆也与此类似。

> 要是我还没吃东西就出门，哪怕只撑上一小会儿，暴怒式崩溃也会发作。有一次，我在排队的时候就威胁他们说，要是前面的人还不移动，我就拿石子砸他们的脑袋。（艾尔菲尼娅）

> 有一次，我在一家墨西哥快餐厅要了一份鳄梨脆玉米饼，但他们不给我做。我是一名素食主义者，而那里根本没有我能吃的东西，于是我被激怒了，当着所有人的面哭起来。接下来的一整天里我都觉得身体很不舒服，心情也极度低落。我还呕吐了。在崩溃发作之后，我通常都会呕吐。（奥利弗）

要是我们因为受冤枉而暴怒，别人会觉得我们精神错乱，觉得接近我们可能会有危险，而我们给别人的印象也只能越来越坏。

　　大约一年前，我儿子参加了基督教青年会（YMCA）的儿童工作坊，那里的指导老师怀疑我动手打过他。我原本希望能在那里得到情感上的支持，没想到他们竟然这样怀疑我，这让我忍无可忍。面对这莫须有的指控，我急于为自己辩护，以致言辞激烈、寸步不让甚至出口伤人。可想而知，这场口舌之争让我彻底败下阵来，因为我的言语越尖酸，他们就越确信自己的猜测。随后，我的儿子被儿童保护服务中心接走，送进了收容之家，我足足有一个月见不到他。我也完全没想到自己的一时冲动竟会导致警察和法庭介入进来。（安）

指控越是无理，我们的暴怒式崩溃就越严重。但不幸的是，那些不了解阿斯伯格综合征的人会认为我们之所以发火不过是恼羞成怒。

我们暴怒式崩溃发作的另一诱因是发现自己受到了欺骗，比如遇到有些商家挂羊头卖狗肉，或是有些顾客不肯支付酬金，或是有人借了东西却不归还，等等。

这几年来我最严重的一次暴怒式崩溃是冲一位女士发作的。当时我为她打理花园，在太阳底下挥汗如雨地干了好几个小时，结果她却告诉我，她只支付当初谈好的价钱的一半。她的话音刚落，我就气不打一处来，像个婴儿一样尖声哭闹，对她的不公道表示抗议。当时一半的邻居都被惊动了。（坦迪）

交际/感官超载也容易引起我们的暴怒式崩溃发作。

如果我发现别人不但愚蠢而且惹人烦，或是周围人太多我却无法离开，我的怒气就会突然发作。最近最严重的一次是在工作例会上，事后我们图书馆的馆长还专门找我谈了话。我发怒的时候很可怕，而且没有什么办法能让我停下来。（丝芙）

暴怒式崩溃是很孩子气的。但如果你已经年满18岁，根据法律你就是成年人了，行为举止也要像个成年人。

工人师傅们走来走去，搬东西的声响很大，油漆味刺鼻……而我对所有这些变化与刺激都无能为力，感到孤立无援，脑子里一片空白。忽然我朝父亲脸上挥了一拳。我的男友报了警，没过多久，警察就踹开门将我一把摁倒在地板上。我吓得瑟瑟发抖，脑海中所有的声音和知觉都凝固了，仿佛进入了一个空白的频道。现在我不能动手，而应该跟他们讲话，否则警察不会明白。为什么？为什么我就是控制不住自己？我也不断问自己这个问题。我的羞耻、恐惧、焦虑和痛苦都来源于此。随后我被送进精神健康机构，但他们经过观察认为我不会对他人构成伤害，就让我出院了。我知道不管是身体上还是其他方面的暴力都为社会所唾弃，这一点不用别人来告诉我，我也清楚自己不会因为患有阿斯伯格综合征就逃脱罪责。（斯特拉）

身体接触是崩溃发作的另一诱因。不只是牙医拔牙、补牙引发的疼痛会让我们暴怒，就连理发师、按摩师、美甲师轻柔的动作也会让我们怒气冲天。

思维混乱也是崩溃的诱因之一，它往往导致我们极度恐惧。最近有一次我把钱包落在机场的安检探测门那里了。当时我带着两只可以给予我情感支持的狗狗和一台笔记本电脑外出旅行，这并不是一件轻松的事。过安检探测门之前我要把全部行李放在安检设备的传送带上，当时我糊里糊涂地把钱包随手撂在设备顶端。上了飞机以后我才发现钱包找不到了，一时惊慌失措，把行李包里的东西全部翻出来丢在座位上，接着又不顾工作人员的阻拦冲出机舱。但因为害怕机场安保人员的干预，也害怕他们因此不允许我登机，我一直努力克制情绪，以免崩溃全面发作。后来有人找到钱包并交还给我，我和旅伴南希总算坐在座位上等待飞机起飞，这时我问她对刚才的情形有何感受。

南希说："我看得出你不太对劲，但是说不上来具体哪里不对劲，你完全是一副魂不守舍的模样。我试着跟你说话，可你根本听不进去，只是反复念叨着'我的钱包呢'。所以我也束手无策。"

别人的暴怒式崩溃必然让你感到束手无策。除非这种情形发生在飞机上，或者你有什么特殊原因非留在现场不可，否则你完全可以避之大吉，但如果你以后还要跟对方朝夕相处，她的崩溃必定会影响你们的关系以及她自己的精神状况。

一旦她的崩溃开始发作，我就束手无策了，而我又没办法安慰她。这太可怕了。她对我的建议根本充耳不闻。她的愤怒就像浪潮在你的后面紧追不舍，你跟它对抗是徒劳的。此时你该怎么办呢？你只能先潜水，防止被海浪拍打到，然后振作起来去应对接下来会发生的事。

你还是想帮她，却不得不先等这场暴风雨过去。等它过去以后，你也已经筋疲力尽了。（我的伴侣迈克）

给阿斯姐妹的建议

要是哪一天我能研究出阿斯伯格综合征人士如何避免崩溃发作，我就可以拿诺贝尔奖了。我们要先假设崩溃是可以避免的，然后用科学的眼光去看待它，找出其中的因果关系，就像我们看待其他所有事物一样。你要清楚崩溃的诱因并列出一张清单，如果发现了新的诱因就及时加进去，同时记得给父母和同伴看看这张清单。

出门购物会导致我们情绪不稳定，所以去之前记得带上零食和饮用水，而且中途要注意休息，一天之内千万不要逛太多家商店。如果你去的是一家新超市，记得一次只逛几条购物通道，不要试图一次搬回一星期的存货。另外，千万别空着肚子去！

我采访过的一部分阿斯女表示她们没有经前期综合征（pre menstrual syndrome，也被称为"经前紧张"），另一部分人却会在这段时间里变得相当暴躁。经前期综合征会导致我们更容易崩溃——不管是抑郁式还是暴怒式崩溃，但健康的饮食有助于缓解这种趋势。这意味着我们要吃少盐低糖的食品，同时避免摄入过多酒精，有的全方位保健品如樱草油也有助于缓解经前期综合征。服用避孕药会导致生理周期发生变化，从而使原本就敏感的阿斯女几乎精神错乱。如果你确定要服用，一定要密切留意自己的精神状态。要是你变得心情异常低落而且喜怒无常，很有可能是药物造成的。你应该试一下剂量更少的药是否有效，或者向妇产科医生咨询换什么药合适。我们的行为都会受荷尔蒙驱使，我们的精神状态又是体内化学反应造成的。我们一定要尽最大努力控制好情绪，不要让它成为脱缰的野马、决堤的洪流。

要知道暴怒式崩溃影响的不只是你一个人，它对你来说是人间地狱，对你身边的人同样会因此饱受煎熬，不管是家人还是陌生人，都可能因为你的暴怒而受到惊吓或惶恐不安。虽然在崩溃发作时我们往往感觉不到其他人的存在，但他们并非真的不存在。尤其是你的孩子，虽然他们看起来好像已经"习惯了"，但事实并非如此，这种状况必定在他们心里留下痕迹。你要尽可能多跟家人交流沟通，跟他们解释这是怎么回事，你为什么会忽然暴跳如雷。他们一旦知道是孤独症而不是他们的行为导致了你的暴怒，就不会为此太过内疚自责了。

为了他们，也为了你自己，你必须积极采取措施。抗抑郁剂如果管用你就试一试，有的人去网上的论坛寻求帮助，有的人加入匿名戒酒者协会，还有人去找咨询师。你要尽一切可能守护自己和你爱的人。

给父母的建议

不管你的女儿年龄多大，如果她在超市里突然大发脾气，那是因为她受到的感官刺激超出了她的负荷能力——令人目不暇接的商品、音乐、走来走去的人……如果你是第一次带女儿去某家超市，不妨告诉她你们只逛头两条通道，并让她从中找出自己最喜欢的食品。这些食品会成为地标，她下次再去的时候，这两条通道对她来说就很熟悉了，她已经"征服"了它们，可以从货架上一把抓下一罐花生米，宣告她的胜利。你下次带她去就可以多逛两条通道。这种做法在大型商场显然行不通，所以先别去大型商场，除非你有时间跟她解释那里的购物程序。如果你的孩子还很小，你不妨给她戴上时髦的太阳眼镜，从而减少灯光对她的刺激，同时可以带上她最喜欢的毛绒玩具。

如果你的女儿因为崩溃发作而冲你大发脾气，想必你会先找她感官上的原因，比如她是不是太饿了；你也会问自己是不是踩到了她的"地雷"，是不是对她太苛刻，总是鼓动她去做她不想做的事；是不是让她有自卑感，或者在什么事情上冤枉过她。如果确实如此就要及时改过来，在教育小阿斯女的时候尽可能采用正向强化的方式[①]。当然，我不是说你要一味迁就她的脾气，满足她心血来潮时的所有愿望。你必须让她知道乱发脾气是有后果的，这一点只要你在她发作时剥夺她的某项特权，她就一定会记住。但你必须在她还小的时候就采取措施，等她二十多岁了你再威胁她"如果发脾气就不准看《海绵宝宝》"也没有用了。孩子还是在小的时候比较好教，可塑性也更强。

我曾听一位年长的英国女士说过："礼貌是社会机器正常运转的润滑剂。"不管一个人有没有孤独症，他都应该遵守这一规则，但借助这个比喻所描绘的画面我们更容易理解它。

帮助孩子应对暴怒式崩溃和应对抑郁以及反刺激行为的道理是一样的，最重要的就是让她们把过剩的精力应用到一些活动中，并在必要的时候为她们提供一个舒适、安静的环境。只有万不得已的时候才让她们吃药。

---

① 指在某种行为出现后予以愉悦的刺激，以强化该行为。比如在孩子做了正确的事情之后予以表扬，或满足她的某个愿望，以此鼓励她继续做正确的事。

18. 一刀两断

当我陷入困境时，我解决问题的方式就是跟人或环境决裂，这在某种程度上也是因为我没有得到确诊、对自己的阿斯伯格综合征浑然不知。一旦工作、友情或者生活环境给我造成太大困扰，我就会选择跟他们一刀两断。正如我在前文中提到的，有一阵子我认为出问题的不是我，而是这个世界，所以我不但会自然而然逃离"有问题"的环境，更是把它看作一个性命攸关的决定。这种做法未必不好，因为有些环境或有些人确实会给你带来坏的影响，有些则会让你的精神和思想朝更积极健康的方向发展。但假如你已步入中年，也经历过大风大浪，却还是见了困难就赶紧撤退，那可能确实要好好反省一下。被确诊为阿斯伯格综合征之后，我遇到任何

状况都试图坚持下去，想办法解决问题。当然，这样做同样
会带来负面的结果，所以目前我仍在学习如何取舍。

一次次和过去一刀两断再从头开始成了我生命的重大特
征，而我采访过的所有阿斯女（只有一位除外）都表示这也
是她们的标志性特点。

> 如果事情让我忍无可忍，我会直接走人，并断绝一
> 切联系。因此我以凤凰为我的个人象征——集木自焚，
> 浴火重生。（布兰波尔）

《精神障碍诊断与统计指南》在描述阿斯伯格综合征特征
时，很委婉地指出我们"缺乏发展朋辈关系的能力"，言下之
意是说，我们在发展关系时总是浅尝辄止。

> 我在跟人绝交之后有种报复的快感，心想："我的
> 离开肯定让那个人很失落。他把我的付出视作理所当然，
> 根本意识不到我帮了他多少。"（安·玛丽）

这种一刀两断的心理有点像纵火狂的心理。我们对某人
某事特别生气，想让对方知道我们不再需要他们了，或者说
从来就不需要他们。跟他们一刀两断的时候，我们也宣告了

对自己生命的主权，但问题是我们这么做往往都是一时冲动。冷静下来以后，我们会意识到自己还是想去那家商店买东西，还是想见那个朋友，还是需要那份工作……跟纵火狂一样，我们在那一刻获得了快感，掌握了主动权，造成的伤害却难以挽回。

这种行为往往是抑郁式崩溃造成的。压在我们头顶的乌云久久不肯消散，于是我们索性去寻找另一片天空，寻找一个新的舞台。

> 我陷入抑郁，情绪低落，会对身边所有人和事发火。我厌倦了我的生活，厌倦了自己，也厌烦身边的人。为了摆脱这种状态，我会尽可能改变自己所处的环境：辞职、分手、卖房子……（萨姆）

很多时候它也是暴怒式崩溃的结果。一旦周围的环境、某个人或某件事让我们生气到极点，我们就下决心再也不理他们了。有时，在暴怒式崩溃发作之后，我们要么直接被赶走，要么是自己不好意思再待下去。我们会选择一刀两断多是类似的原因所致。在受到误解之后，崩溃彻底毁掉了我们的人际关系，成了压死骆驼的最后一根稻草。别人总是不理解我们，把我们的付出视为理所当然，不曾表示出我们认为应

得的爱和认可，这让我们忍无可忍。我们不能像其他人一样
从失误中汲取教训，这在一定程度上也是因为我们记性不好；
如果发生了不愉快的事，我们总是习惯原谅并且遗忘，以致
有些事情一再发生。我们不懂得从一开始就保护好自己，容
许自己一直受伤害，直至彻底爆发，与环境或朋友决裂。

> 如果环境不如意，我可以直接离开，眼不见心不烦，
> 这样做也让我如释重负。但如果想避开一个人就没那么
> 简单了，我会担心和对方在路上偶遇，这种担忧又给了
> 我新的压力。可我的记性差，所以过些日子如果真的遇
> 到那个人，我又像什么事都没发生过一样。（妮基）

这种处事方式会影响我们的家庭生活，我们可能会因此
离开丈夫、父母、兄弟姐妹。如果朋友伤了我们的心，或是
我们觉得被人利用，也会毫不犹豫地疏远他们。因为感觉受
伤，我们不惜将苦心经营的关系付之一炬。

> 这种事在我身上并不鲜见，通常是因为我失去了和
> 其他人之间的默契。（黛姆·凯文）

别人做事缺乏公平公正也会导致我们与之决裂。如果某

个理念是我们不认可的，或者某些机构、某人的所作所为与我们的价值观相悖，我们都不想偏袒或支持他们。这种态度会影响我们的工作。由于已经有了工作经验，所以我们很容易不递辞呈就一走了之，尤其是在年轻的时候。

> 我绝对是个"绝情"的人。之前两次辞职，我本来应该提前两周递辞呈，但我却选择直接走人，以致在找下一份工作的时候屡屡碰壁。（艾尔菲尼娅）

到一定年龄以后，我开始从人生中这些循环往复的故事里汲取教训，发现决绝的行为是会受"报应"的。每次我跟人、环境或自己的过去一刀两断，没过多久就会在别的事情上再摔一跤，兴许环境不一样，别人说的话不一样，但过程与结果却如出一辙。

身为一名阿斯伯格综合征顾问，我见过的很多阿斯伯格综合征人士都认为生活中的不如意是他人造成的，所以只要换份工作、换个城市就能时来运转。有时的确如此，你也应该一直积极寻找适合你的生活环境。但你要小心，如果你满怀怨恨、迫不及待地摆脱了一段关系或某个环境，同样的故事总有一天会重演。所以离开的时候你要三思而后行，尽可能保持风度。就算你不相信因果报应，也总该知道他人的评价对你有什么影响。如果你离开时表现得太过绝情，其他人肯定不会对你有什么好的评价，这会影响你的名声，以致后来其他人也不敢轻易跟你交朋友。

这种绝情的处事方式也跟我们善于"先发制人"有关。我们宁愿在被炒之前辞职，在被朋友抛弃之前抛弃对方，在事情变得不可收拾之前抽身离开……我们确实更容易通过观察各种迹象预知不如意的事，就像猫能预知地震、鸟能预知冬天的到来一样。有人大概会讽刺我们是自圆其说的预言家。

一旦崩溃症状特别严重，我们就不得不与所处的环境决裂了。我在别的书中读到过，阿斯女在大发脾气时比阿斯男更倾向于动手。而根据我的观察和采访，事实很可能确实如此。我不太确定阿斯男是否也会通过跟环境、朋友决裂来解决问题，但我认为他们这样做的频率应该没有我们高。根据我自己的经验，我相信这种行为有时刚好出现在经前综合征期间，这就很能说明问题了。我们的身体在排出废物，这时内心也在做相同的事。经前综合征导致我们更情绪化，更容易说出一些平时藏在心里、不轻易说出来的话。

> 我必须常常清理心灵空间，免得生活陷入一片混乱，这跟打扫房间是一个道理。（艾妮蒙娜）

这种自己强加给自己的改变在医生看来不符合阿斯伯格综合征人群的特点。我们通常不喜欢改变，会因为习惯去的那家超市停业、新超市开张而不高兴，因为我们必须重新熟悉地形、重新探索那里存在什么不良刺激。但从另一个角度来讲，决裂的举动满足了我们掌控的欲望，我们以这种方式宣告自己根本不需要这家超市。当然，有时我们想错了，于是后悔不迭。

> 我的人生就是一次又一次的决裂。当时我觉得自己在做正确的事，在坚持我的信念，而我常常也是正确的。但回顾过去的十年，我终于意识到自己的思维方式一直是"非黑即白"的。（卡米拉）

给阿斯姐妹的建议

有时我们固执己见，完全无法换个角度看问题，尤其是在崩溃发作、极度痛苦的时候。所以我一直强调我们是戴着有色眼镜的。这句话的重点不在于对象究竟怎样，而在于我们如何看待它。我知道作为一名阿斯，可能有人在背后说你坏话、欺负你、利用你，于是你的怨气越来越重，最后终于爆发出来。正因如此，你要学会如何在生活中巧妙而坚定地保护自己。

你在生活中遇到的大多数人和事都具备多方面的特质，我在前面提到过，你要响应他们积极的一面，从而激发出他们身上更好的品质。但是，我们也很容易被蒙蔽双眼，吃了亏却不长记性，一次又一次被捉弄、伤害，直至忍无可忍。但有个办法可以帮助你擦亮双眼，就是为身边的人列一份优缺点清单，用它来提醒自己，例如，"这是莎莉，我的同事。她人不错，但有时会说谎，所以她说的话不要全信。"这样一来你就有所防备，即使受到欺骗，你也不必感到震惊和恐惧了。

你也可以用同样的方法来应对环境，例如，"这是 XX 超市，规模很大，里面很吵。去那儿之前，我要先填饱肚子，带上水、耳塞、墨镜或鸭舌帽。有的售货员很友善，有些则不然。我要保持平静，只跟乐于帮助我的售货员交谈。"

如果你确定要离开某个环境，就尽可能在人际关系或工作上都做到善始善终。这样你的良心才过得去，也能有一个真正崭新的开始，不会因为负罪感或其他牵绊而受到影响。

他人的评价、称许和你的名声都是很重要的。你肯定希望它们不要有任何污点，这样你才能无往不利。

给父母的建议

你要留意你的女儿在决定跟某人或某个环境决裂前的种种迹象，主要包括找借口、对其爱理不理或批评、抱怨。为了防止她轻易退学或跳槽，你可能要想办法激励她，哪怕只是陪她坐下来，探讨一下焦虑、不满的原因，也可能对她很有帮助。

假如她想摆脱的不是别人，正是你呢？这时你肯定会问自己，女儿到底为什么想离你而去，是你做了什么可怕的事吗？心理学家 M. J. 卡莱（M. J. Carley）提到，很多阿斯人士对父母发火是因为他们感觉不到父母完全的接纳，父母意识不到儿女有特殊的需求。卡莱认为儿女应当原谅父母，这一点很重要，因为父母并不是故意的，只不过缺乏必要的参照标准，所以一时之间无法理解儿女的状况。你可以和你的女儿谈谈这些问题，有必要的话就向她道歉。

儿女不管多大了都需要父母的爱。我的母亲到了 73 岁才懂得在我进房间时把电视机音量调小，而不是在播广告时扯着嗓子跟我说话，这让我十分感激。假如你和你的女儿比我们母女年轻，我建议你一定要实实在在地付出努力去了解她，知道她喜欢什么、不喜欢什么，她想从你这里得到什么、对你的需要是什么。相互疏远对两个人来说都不是什么好事。

19. 肠胃里的孤独症

孤独症人士总是会有肠胃问题，以致有人相信这些问题是由孤独症引起的。然而，目前世界上顶尖的孤独症研究专家和医生都相信，孤独症的起因是消化系统受到损害，以致来自外界的毒素进入血液，严重影响了大脑发育。最有名的孤独症食谱 GFCF（gluten-free，casein-free，无麸质无酪蛋白食谱）以及 SCD（specific carbohydrate diet，特定的碳水化合物食谱），都是根据肠道受损的假说制定的，即首先假定患者的肠黏膜受损，无法正常消化和吸收牛奶、小麦或其他谷类中的某些成分，以致这些成分成为毒素，妨碍大脑的正常发育与运转。

《身体的生态饮食计划》（*The Body Ecology Diet*）的作者

唐娜·盖茨（Donna Gates）与《脏器与心理疾病》（*Gut and Psychology Syndrome*）的作者娜塔莎·坎贝尔－麦克布莱德博士（Dr. Natasha Compbell-McBride）都很确定地指出孤独症的病因与患者的母亲有关，比如母亲消化系统虚弱、食用了太多经过加工的食品和未充分发酵的食品、服用太多抗生素等等，最后导致身体受损影响到下一代。还有，婴儿时期缺乏母乳喂养也会影响孩子的发育。

如果盖茨和坎贝尔－麦克布莱德等人的说法是对的，那我们就可以得出结论，大多数阿斯伯格综合征和孤独症患者都有肠胃问题。其实，肠胃有问题是很容易发现的，就算你不是医生，得了慢性肠易激综合征（irritable bowel syndrome，简称 IBS）或胃灼热（heartburn），你自己也会知道。先说我自己的例子，我母亲年轻时吃了太多的加工食品和罐头食品，如奇迹面包（Wonder Bread）、金宝浓缩汤（Campbell's Soup）等加工产品，在我小时候，她就有严重的出血性溃疡。而我在 12 岁时也被诊断为十二指肠溃疡，一辈子都将为肠易激综合征所困扰。我一度认为这是我被同学欺负以致过度焦虑造成的，但原因似乎不止于此，于是我咨询了其他同在孤独症谱系上的人。在我所做的调查中，我发现九成的受访者都有一些他们自己了解的病症，而几乎所有受访者（只有两个人除外）都有严重的肠胃问题，包括肠易激综合征、胃溃疡以及食物过敏等等。以下是阿斯女身上与消化问题直接相关或可能有关的部分症状：

> 持续恶心、轻重不同的食物过敏（主要是对小麦制品和奶制品过敏）、偏头痛、牛皮癣斑、甲状腺机能减退、食用加工食品后心神不宁、肠易激综合征、食管裂孔疝、便秘、溃疡、胃灼热、皮肤敏感、慢性疲劳综合征、纤维肌痛、进食后胃里疼得像扎到玻璃、确诊为肠漏症、吃糖吃盐严重上瘾、丧失食欲……

其中有些问题每天都会出现，发作起来也令人极其痛苦，但包括我在内的阿斯女们由于得病时间太长，已经把它们当成生活的一部分。很多阿斯女会发现自己的妈妈肠胃也不怎么好。这也从某种程度上印证了孤独症和肠胃相关这一假设，尽管还未找到直接的证据。

盖茨和坎贝尔－麦克布莱德等人认为孤独症是由食物引起的，因此必须用食物来治疗。他们的食疗方案非常严格，比如盖茨的"身体的生态饮食计划"中还包括椰子克菲尔水（young coconut kefir）。这些食品可能不合我们的口味或饮食习惯，加之食材费用高、准备时间长，所以我们即便确信食疗有用，多数人还是不愿意尝试，所以大多数食谱的功效还有待证实。

　　但如果孤独症真是由肠胃而起，那么把肠胃治好了，孤独症的症状显然也会有所改善。成年后我们的大脑已发育成熟，但像任何器官一样，我们摄入的各种物质对大脑还是有所影响。我很想知道改善肠胃的功能是否真的有利于治疗阿斯伯格综合征，虽然我知道这项工作绝不轻松。如果一个阿斯女已经成年，有工作、有孩子，或是上着大学，你让她怎么改变日常生活习惯呢？除此之外是否有其他捷径可走呢？我听说过有一种产品叫"阿姆利特"（Amrit），据说是世界上最强的抗氧化剂，有人宣称它不但能有效缓解消化系统的疾病，还能补心安神、改善大脑与神经系统的功能、增强机体活力、促进身心协调发展等等，这听起来真是治疗孤独症的良药。一家名叫 MAPI 的公司无偿为我们 12 名志愿者提供了两个月的产品。我把这些补品（Amrit Nectar and Amrit Ambrosia）分别赠给其他女性，条件是她们要定期记录自己的肠胃状况、情绪状况或焦虑程度以及崩溃发作的情况。我也让一些阿斯女记录她们两周内吃的东西，结果发现没有一个人吃的东西是对孤独症有利的。事实上，她们在吃大量新鲜蔬菜水果的同时，也吃了许多高盐、高糖以及加工过的食品或包装食品。

　　有趣的是，我想把补品送给一些阿斯女，但有的却不肯接受，她们要么不相信孤独症可以通过改善消化系统得到治疗，要么根本不想被治好。此外，阿斯女的状况越严重——高度焦虑、崩溃问题严重且频繁、对感官刺激的承载能力极低，就越倾向于拒绝这种补品。其原因是她们不想让身体摄入新的物质，也不希望生活习惯有任何改变。

我和其他服用了补品的阿斯女刚开始都觉得情绪几乎是突然变稳定了，焦虑也消失了。有人会有轻微的愉快的感觉，好像服用了抗抑郁剂似的。虽然开头不错，但很快我们的肠胃问题便死灰复燃——疼得好像扎到玻璃、便秘、拉肚子或者生痔疮。有两个女孩就在这个阶段把这些药丸扔掉或还给我了，还有一个人退出试验，不再跟我联系了。

孤独症人群体质过于敏感，所以应当服用低剂量的药物或补品，有人即便服用复合维生素都会有不良反应。我们剩下的受试者把剂量从两片药丸减至不到一片，同时公司为我们提供了另一种纯天然产品来缓解消化系统的病症，效果很不错，副作用很快就消失了。经过两个月的试验，我们情绪波动和崩溃的次数变少了，程度也减轻了；有的人变得不再那么焦虑，"反刺激行为"也少了；有的人则可以更好地处理社交问题、跟别人互动。我并不认为这是一次非常科学严谨的临床试验，但毕竟试验结果令人振奋。

我为什么要提到它呢？

首先，如果孤独症真的是由肠道疾病引起的，那显然必须治好肠道才能使症状有所改善。其次，我们已经习惯于忍受肠胃疾病和其他毛病的折磨，但事实上，我们不应该如此"习惯"，应该想办法解决问题。

给阿斯姐妹的建议

清除掉你食谱上任何人工的、化学的、加工过的、含有添加剂的食品，让你的身体习惯健康、无毒的食品。这意味着你要准备尝试一些重大改变。我不是说你要从高热量甜食、微波食品一步跨越到"身体的生态饮食"，但你可以循序渐进地增加食谱中新鲜蔬菜、水果的含量，最后全面启用"身体的生态饮食计划"。

> 我发现，只要我多运动，并且多吃蔬菜水果来清理肝脏，我就会充满活力，而体重、病痛、情绪问题也不再那么困扰我了。（蒂娜）

很多人已将阿斯伯格综合征视为自己的一部分，觉得如果治愈了孤独症，我们的天分也会被一并抹去。我不是在这里兜售治愈孤独症的方案。但如果你消化不良，就不能从食物中吸收充足的营养；如果你长时间肠胃不适，可能就已经习惯了每吃一顿饭都要受胃痛的折磨，或者都要吃胃药。但我们并不是天生就要受这些痛苦，也不是天生就必须吃罐头食品。很多人甚至从来不知道天然食品是何味道，如果不加大量的糖和盐就吃不下东西，这个问题在全球范围内日益严重，而全世界的孤独症孩子也越来越多。但你有责任了解自己身体的状况，研究什么食谱和补品更适合你，吃人类原本该吃的东西，逐步找到能全面提升肠胃健康的方法。只要你愿意，就可以过得更健康。

给父母的建议

趁着女儿还小，大脑还在发育，你还能控制她的饮食，赶紧给她定制专门针对她的饮食计划。许多阿斯女吃糖成瘾，这对消化系统很不利，千万别再让她吃加工食品了。严格执行这个计划意味着要改变生活方式，从小做起更有利于帮助她养成这样的习惯，口味也不必费力去调整。不要认为你对女儿的肠易激综合征和其他健康问题无能为力。凡事总有根源，如果你能清除病根，就可以治愈疾病、改善状况。

20. 红颜渐老

衰老这件事和孤独症一样，都为舆论宣传所歪曲。对患有孤独症的女性来说，衰老的优点和缺点都被夸大了。许多阿斯女到中年才被确诊，人生头一次有了归宿感，如释重负。我们对许多事物的反应还跟原来一样，但最重要的是我们终于知道原因了。由于对自己的认识不断加深，许多阿斯女在四五十岁的时候会觉得比以往更加快乐。

我相信变老是我最大的法宝。许多人提起衰老都谈虎色变，可我热爱这个过程！我热爱更年期，热爱渐渐花白的头发，热爱老年优惠卡。我不再那么冲动，也不那么自我中心了。我活得轻松多了！可能我现在才弄懂

正常人 30 岁就明白的事情，但能拥有现在的智慧已经让
我开心得要命，我也期待自己的心智能变得更加成熟。
（维德斯）

由于大多数阿斯女并不喜欢性关系，很多也不想生儿育
女，所以更年期的到来让我们欢欣鼓舞，因为从此不必再受
生理期以及荷尔蒙的困扰。衰老让每个人都变得中性化。我
们原本就无心追求所谓的女性气质，所以也不在乎变老会让
我们失去女人味以及对异性的吸引力。我们并不太关心自己
的外貌好不好看。有些阿斯女对衰老的科学过程十分着迷，
对衰老简直是翘首期盼。

我还记得发现自己不再迷人的那一刻，但从那时起
我反而释然了不少。（维德斯）

找到已经确诊并且当上祖母的采访对象很难，我竭尽全
力也才找到两人，但她们似乎都很喜欢"阿斯奶奶"的身份。
传统的祖父母习惯给孙儿买很多礼物，而我们则更享受和孙
儿一起满地打滚。我们自己的子女也曾是我们的玩伴，但他
们现在长大了，这令我们十分惆怅，如今孙儿们成了我们新
的玩伴。

我有五个孩子、四个孙儿，他们大部分都有自闭倾向。我喜欢和孩子们在一起，陪着他们学习、成长。（波姬格兰）

上了年纪也许更容易焦虑，但那也不全是坏事。我们常常处在高度焦虑的状态，我们的神经也一直是紧绷着的，但现在我们意识到必须采取措施，否则神经迟早会绷断。这意味着我们要清楚自己和其他人的需要以及界限。譬如，争强好胜的人很容易占我们便宜，但是年龄渐长带给我的好处之一就是，现在我能清楚看穿他们的意图，并且只要我做得到，我一定会拒绝他们的要求，不让他们得寸进尺。也许其他女性在十几二十岁就能做到这一点，但无论如何我总算也做到了。

直到现在我才知道自己有阿斯伯格综合征，所以更有理由感到遗憾。知道自己有阿斯伯格综合征有时会让我如释重负，但有时也让我很难过，总觉得早点知道就好了。我现在已经恋爱两年了，但我不知道这段关系能持续多久，是否会受到阿斯伯格综合征的影响。有时我觉得自己大概会孤独终老，就像我妈妈一样，她在去世之前就独自生活了 20 年。有时我觉得孤独终老太可怕了，有时又觉得一个人慢慢变老还挺不错的。（安·玛丽）

随着年岁渐长，我们越来越厌倦隐瞒自己的怪癖和敏感。许多阿斯女告诉我，她们身边的人（如医生、老板、家人）都希望她们随着年龄的增长逐渐变得"正常"，有能力应对生活中大大小小的问题。但我们却很有可能越变越古怪、越特立独行，似乎从来不曾为主流所同化。这也是为什么很多人在年老的时候得到确诊，因为我们受够了，不想再伪装下去了。

　　　　我的身体渐渐不如从前了，但大多数医生都没发现。

（布兰迪）

对于有自闭倾向的姐妹们来说，年龄增长带给我们的最大难题莫过于贫困、孤独和健康问题。

贫困：失业、不充分就业、缺乏生活来源都会造成我们生活贫困。目前，除了社会团体发起的项目，政府针对高功能孤独症成年人的服务项目还不是很多；这些项目的出发点是好的，但解决不了我们的经济问题。鉴于专家在《精神障碍诊断与统计指南》中已经修订了阿斯伯格综合征的诊断标准，我希望能有条款来保障我们成年阿斯患者的权益，让我们可以更便捷地享受社会公共服务或其他残疾人项目的帮扶。残疾总是带给人羞耻感，而且阿斯女在某些方面比其他人要聪明得多，所以很多人会对我们说："你什么毛病都没有，去找份工作！"我曾提到过，我们面临很多困难，有时真的无法跟其他人一起工作。我们需要一份能挖掘我们潜力、让我们发挥才智的工作，还需要专门针对阿斯的职业培训。

英国已经领先一步出台了《孤独症法案》。美国政府部门经常缩减帮扶项目的经费，但英国人知道，让一个人为自己的残疾感到羞耻无益于提高公民的自尊自信与工作动力。一个国家如果不体恤弱势群体，就一定会走下坡路。

无论工作环境如何，许多阿斯女都不得不去工作，所以我们一生中大部分时间都像鱼儿离开了水那么难受。不管处在人生的哪个阶段，我们现在就要着手准备，为自己社交上、感官上和知识上的需求创造适宜的生存条件。如果你年龄渐长而且没有父母或其他人照顾，那么这一点就极其重要。

> 如果我退休以后（我讨厌工作），能吃饱饭、有地方让我和爱犬住在一起，我就心满意足了。（维德斯）

孤独：许多阿斯姐妹觉得独处没什么不好，但也有很多阿斯女不愿意一个人生活。可是你一旦上了年纪，又没有多余的钱出去玩，而且脾气古怪的话，想结识新朋友就很难了。这时我们的儿女已经长大离家了。很多阿斯女在对伴侣还不够了解或者没被确诊的时候就结了婚，伴侣后来发现我们行为古怪，就离我们而去了。

跟男性不同的是，女性通常不方便单独去复杂的交际场所，比如俱乐部、酒吧，年轻女孩单独去那些地方会被认为是别有所图，中年女人单独去则会被认为是饥不择食。加上阿斯女本来就厌恶社交，要结识新朋友就难上加难了。

如果我们从未接受社交技能训练，跟周围人的关系也很紧张（比如跟朋友闹翻了），相对来说也许就更不善于交际，更倾向于离群索居。

健康问题：主要指阿斯伯格综合征引发的压力以及生活上的各种限制，包括创伤后应激障碍、没有医疗保险。阿斯群体往往负担不起一些基本的生活需求，比如看牙医、买营养均衡的食品、穿得体暖和的衣服。年轻时我们还能忍耐平静而压抑的生活，但这种生活会对我们构成慢性折磨，到了一定的年龄，危机就爆发了。

如果你贫病交加，可能就得在养老院里终老了。阿斯女很难和陌生人共处一室，至于在养老院里度过余生，忍受各种噪音和异味，那里形形色色的人并不知道哪些感官刺激会让你难受，对此也毫不关心，那是多么恐怖的梦魇！所以阿斯患者在养老院里应当有独立的房间，看护也要接受专门的阿斯知识培训。只要有人懂得相关的知识，情况就大为不同了。

给阿斯姐妹的建议

你可以在容颜渐老时仍然保持优雅、尊严、风格和气质。正如我前面所说的，我们在这个阶段会有许多了不起的蜕变。

你从现在开始就要关心自己的健康，因为随着年龄的增长，你的身体只会更加脆弱。

切记不要成为彻底离群索居的隐士。我的脑海中会不时浮现出一个脾气暴躁的老奶奶，所有邻居家的孩子都害怕她、捉弄她……这样的画面总是提醒我要更努力一点！想象一下你希望自己成为怎样的人，同时不要害怕对别人敞开心扉，分享你的见解和天赋。

如果你还单身，不妨认真权衡一下利弊，考虑要不要找个伴侣：有人陪着你一起慢慢变老，你们可以相互依靠，不是很美好吗？等我们过了40岁，过去令我们反感的性别问题也不那么重要了。

另外，你也要开始想办法增加收入，因为等年纪大了你就会发现自己渴望而且需要适合你的生活环境。

21. 是上天的宠儿，还是折翼的天使？

阿斯伯格综合征究竟是一种残疾还是一种天赋？要回答这个问题，我首先得问自己是否真的"残疾"，是否真的比普通人"无能"。当然我更倾向于认为，我只是与别人能力不同罢了。我们在某些领域里能力过人，甚至可以说是能力超群。我们对书籍、文字的理解力超过了大多数人，可跟人交谈时却往往听不懂对方的意思；我们会拆电脑、会安装硬件，却总是在超市里迷路；谈起特别感兴趣的事情，我们可以一直滔滔不绝，但跟别人谈一小时的话就会导致我们偏头痛或者崩溃；我们画的画、设计的东西精美绝伦，却懒得摆弄头发；我们会写小说，却做不出想象中的晚餐……

有人认为所谓阿斯患者的"残疾"只是相对于普通人来

说的，如果所有人都有自闭倾向，就没有人会觉得自己残疾了。的确，我跟阿斯同伴在一起时不会觉得自己那么古怪，但我仍然会有感官超载的问题，听他们长篇大论我一样会头痛。我也伤害过其他有自闭倾向的人，因为我说话太直，而他们又和我一样敏感。

很多人都认为如果消灭了孤独症，世界上会少许多天才。虽说我们不忍心看别人忍受重度孤独症的折磨，但想到用诸如"遗传选择"①（genetic selection）之类的医学干预来消灭孤独症也让人不寒而栗。有许多次我宁愿自己从未来到这个世上，但让我感到恼怒、委屈的是，我承认自己的阿斯身份时总有一些好心人会对我表示怜悯。要知道，如果不是因为阿斯伯格综合征和强迫症，就不会有爱因斯坦的"相对论"、不会有莫扎特的《魔笛》、不会有比尔·盖茨的微软公司、不会有电影《捉鬼敢死队》……

还是听听阿斯女们自己的声音吧：

在这方面我是很幸运的，因为我 IQ 很高，而且被记录在案。我成了专业领域中的专家，也因此更容易被外人接纳。熟悉我的人，比如我以前的伴侣和我儿子，都

① 即为受精卵选择特定的精子和卵子，确保下一代遗传到最好的基因。

知道我根本照顾不好自己，也打理不好自己的家。尽管如此，我从未想过要变成所谓的"正常人"。我从自己的兴趣及收藏中获得了很多乐趣，在许多环境中也能随遇而安。我觉得阿斯伯格综合征是我个性的一部分，没有了阿斯伯格综合征，我就不完整了。（丝芙）

离群索居也未必是坏事，至少我们可以不受主流观点的限制，换个角度看问题。（维德斯）

谈到学术追求和智力水平，我觉得阿斯伯格综合征确实是上天的馈赠。我可以对事物高度专注，喜欢枯燥的任务，热衷于解决逻辑问题，还能构想出未来科技发展的动向。然而一谈到生活，我会意识到自己从未真正谈过恋爱，大多数社会活动都参加不了，总是被人利用，整个世界都在压迫我脆弱的感官，让我喘不过气来。我知道自己跟其他人不一样。有趣的是，如果世界上其他人都和我一样的话，我就不会觉得自己有残疾了。（安迪）

我的确有某些天分。我头脑聪明，有敏锐的洞察力，还擅长画画。但阿斯伯格综合征确实是一种残疾，因为

我跟其他人只要在一起工作就会起冲突，以致我忧心忡忡、困惑不解，最后筋疲力尽。（卡米拉）

这些年来我变得越来越"正常"，自闭倾向也不那么明显了；但我也注意到自己的注意力不像过去那么容易集中。我怀疑自己的视觉记忆不像过去那么敏锐了，因为我会刻意训练自己用语言记忆。一旦摆脱了"残疾"，你的天赋也就消失了。（斯特拉）

有些文章提到阿斯伯格综合征的病因可能为何，我担心有人会因此急于改变这些因素。但在我看来，找出病因是为了帮助一个人判断自己是否真的有阿斯伯格综合征，从而有机会挖掘自己身上的"珍宝"，同时在他人的帮助下克服弱点。至于改变这些因素，我看还是算了……虽然我的生活充满了艰辛和痛苦，我却并不想变成"正常人"。（蒂娜）

阿斯伯格综合征算不算残疾，关键在于其他人怎么看，以及他们的包容度有多大。（艾妮蒙娜）

我知道很多同伴将阿斯伯格综合征视为上天的馈

赠，他们也的确因为患有阿斯伯格综合征而天赋突出、对某个专业有浓厚的兴趣、成了业内的专家、富有想象力和创造性、注意力能高度集中；但这些才能我都不具备，对我来说，阿斯伯格综合征就是残疾。在阿斯维权（Aspie Rights）领域，有一种观念越来越占上风，就是阿斯人群有权按照自己的方式生存，不必接受治疗，也不必为了从胎儿基因库中剔除阿斯伯格综合征的致病基因而去做基因检测。我不知道对此该作何感受……我不赞同父母打掉遗传了阿斯伯格综合征的胎儿，可我也不知道，我是否愿意自己的孩子将来像我一样。（波莉）

我觉得阿斯伯格综合征就像散光一样。眼睛散光的人需要戴眼镜才能看清世界，阿斯人群也需要借助特别的工具，才能看清其他正常人看到的东西。（黛姆·凯文）

当今社会对社交技能要求很高，包括保持灵活性、外向、坚定、自信等等，所以阿斯通常被视为残疾。也许在别的世代里人们会更重视一些别的特质，如人品可靠、能做重复性工作、耐得住寂寞，那时阿斯特质可能就是一种天赋了。（艾伦）

我认为阿斯群体一直在以自己的方式为这个社会做贡献。（杰恩）

给姐妹们的建议

1. 得到确诊。

2. 为自己的与众不同感到骄傲。

3. 在你感兴趣的领域学习、工作，这样阿斯伯格综合征就不会妨碍你了。

4. 发展你的天赋，让它为你创造财富。

5. 做真实的自己，这样你就会吸引其他与你相似的人。

6. 你可以因为阿斯伯格综合征而整天愁眉苦脸，也可以开开心心。我两种方法都试过，觉得还是开开心心比较好。

7. 孤独症让我们可以坚持不懈地做同一件事，但你不要仅仅沉迷于自己的癖好，也要在生活中得胜。

8. 如果你某天情绪低落，不妨上网聊天。也许你并不像想象中那么孤单。

9. 你虽有阿斯伯格综合征，但阿斯伯格综合征不能控制你。

10. 择偶的时候一定要小心再小心。

11. 找一个对你毫无保留的同伴。

12. 尽情享受孤独。

13. 不要太在乎别人的看法，它只是阻拦你通向卓越的鸿沟。跨过这道鸿沟，你就成功了。

14. 聆听他人的看法。如果有人对某人或某事表示质疑，他们可能是对的。一味迷信你所谓的直觉并不明智，这样做有时甚至会对你造成严重的伤害。

15. 去寻找女性阿斯导师。

16. 别过分担心，多数时候你担心的事都不会发生。

17. 待人要尽可能宽容，善解人意。

18. 学习坚定、自信的处事方式。

19. 过简朴的生活。

20. 在人际关系中不必强求自己做到完美。

21. 不要觉得羞耻，也不要容忍媒体上认为孤独症人士低人一等的说法。

22. 保持健康，按时锻炼，合理膳食。

23. 如果你觉得很难适应某种社会角色，那就换一种角色。

24. 多读书，不要只读与阿斯伯格综合征相关的书。

25. 别太在意同学对你的看法，因为你毕业后再碰到他们的机会微乎其微。

　　我个人的建议是做个既脆弱又勇敢的人。眼神交流可以
传达很多信息，而生命与生命的交流更是如此。阿斯伯格综
合征让我们成为"残疾"，是因为我们将极度敏感的心灵缩进
了一层保护壳里，不让它与外界接触。但随着许多关于阿斯
的电影、书籍和新闻故事出现，我们的文化正在觉醒，所以
也不妨敞开心扉说出你自己的故事吧。

22. 请呵护好你的小阿斯

本书的大部分内容是写给阿斯姑娘的，但我建议家长们定期重读"给父母的建议"，因为这是家长们一生要面对的挑战，家长们要经常调整心态面对新的状况。

我喜欢简单易记的东西，以下要点正是我在整本书中想要传达的核心观念——信任、接纳、爱、喜欢、支持。

信任

由于阿斯伯格综合征被视为残疾，很多人会更关注阿斯人士不能做什么，而不是能做什么。阿斯女天生不太自信，会为许多事情感到困惑，因此父母要帮助她坚定信念，让她相信自己可以做成任何想做的事，可以成为她想成为的人。
要让她对自己的梦想、目标、见解和才能有信心。如果你相
信她，她也相信自己，那么等她离开家进入社会，她也可以
更加坚定地走自己要走的道路。

如果她年龄较大，刚刚得到确诊或自我诊断为阿斯，你
一开始或许不愿意相信，但千万别浪费时间精力让她怀疑这
个诊断。宁可相信这个结论，然后阅读所有你能找到的资料。

尽管父母比较容易相信这一诊断，但其他亲戚或熟人可
能会摇头否认她有孤独症倾向。在他们看来，孤独症人士和
普通人之间是有清楚界限的。你要给每个人普及阿斯知识。
你的女儿要面对的问题够多了，不应该由她来说服其他人。

如果你的女儿自我诊断为阿斯，而你希望她得到权威的诊
断，这时一定要严肃对待这个问题。一个女孩一旦意识到自己
是个阿斯，就跟发现了新大陆一样。接下来她会花好几个月甚
至好几年来了解、接受阿斯伯格综合征。除非你能拿出强有力
的反面证据，否则你的反驳对她来说不会有任何好处。

接纳

你必须接纳并了解阿斯伯格综合征对你女儿一生的影响。
如果她告诉你，她在某种状况下无法正常学习、工作、生活

或者做其他事情，你就应该而且必须尊重她的极限。她这样做并不是为了吸引别人的注意，或者要你迁就她，而是希望你能理解她。挑战极限固然重要，但循序渐进比揠苗助长要有用得多。

高功能孤独症人士尽管看起来比较正常，但毕竟还是孤独症人士，你必须接受这一点。即便你通过食疗或者其他方式，已经将孩子的孤独症"降级"为阿斯伯格综合征，也仍然需要不断了解阿斯伯格综合征，接受它带来的挑战。

你要接受孩子是阿斯这一事实，并接纳真实的她。这样可以减轻她患心理疾病的概率，提高她的自尊。

爱

显然，如果父母不爱孩子，孩子内心深处会一直觉得自己不值得被爱。当然，你很可能确实是爱她的，但很多人往往会在"我爱你"后面加一句"但是……"，这就意味着爱是有条件的：如果你优点再多些、缺点再少些，我会更加爱你。你一定要好好爱你的女儿，否则她在这个世界上还有什么指望呢？她只能找别的东西填补内心的空虚，也许是某个活动，也许是毒品，更有可能是一个男人。有孤独症的人要寻求真爱本来就很不容易，如果她在家里都不曾尝过被爱的滋味，不知道什么是爱，要寻求真爱就难上加难了。如果说寻求真爱对青年男性来说是不可或缺的一环，那么它对阿斯女来说则可能造成致命的后果。很多阿斯女告诉我，在她们早年的情感生活里都有过一段虐恋；由于不懂得自重，很多人在错误的时机、以错误的方式失去了童贞，却丝毫没有得到满足；很多阿斯女都嫁错了人，因为我们不明白究竟什么是爱，也不明白被爱是什么滋味。如果我们没有得到父母的疼爱，就极有可能爱上那些和父母行为风格相似的人。

喜欢

喜欢一个人比爱一个人更加重要。你喜欢你的女儿，她就会知道自己是讨人喜欢的。而我们阿斯往往很难有这种体会，因为我们在社会上被边缘化，别人跟我们相处也并非易事。有多少人虽然爱家人，却并不喜欢他们呢？你必须想办法了解你的阿斯女儿，站在她的角度去看问题。如果做不到这两点，你就无法真正认识她；不认识她，又怎能喜欢她呢？她不善于交朋友，也不善于维持友谊；但如果她知道而且相信自己讨人喜欢，跟别人交往就容易多了。她的问题是要找到跟自己真正投缘的人，而不是改造自己。千万不要按照自己的想法"塑造"孩子，许多父母和职业培训师都吩咐阿斯女要通过伪装去适应环境。试想一下，要是一直戴着面具做人，你能坚持多久呢？

父母之所以很难真心喜欢自己的孩子，可能是因为孩子不大会表达情感，以致父母认为孩子并不喜欢他们。

> 女儿还小的时候，我觉得她好像不喜欢我。她很少跟我亲近，我拥抱她的时候，她总是僵着身子，亲她的时候她会把小脸蛋移开。女儿讨厌那些我喜欢做的事，比如购物、闲聊、跟亲友待在一起。但随着时间的推移，我懂得的事情越来越多，也学会了不去计较这些事情。我知道我要换种方式跟女儿交谈，她才不会反感，因为无论我说什么，她都只能理解字面意思，而且她讲话的内容也很随机。我想大多数母亲都把女儿看成自己生命的延展，所以要花时间去学习，才能认识到她和我不一样，是独立的个体。（黛博拉）

支持

阿斯女很可能不能像其他人那样一成年就离开父母。鸟儿终究要离巢，但如果你太早催她离家，就等于不顾她的安危。她小时候可能很早熟，长大后在感情上却比同龄人脆弱。她不容易从错误中吸取教训，有着天真烂漫的幻想，要找到工作、保住工作都很困难。其实她们有能力也有意愿，只要得到帮助和支持，她们一定能成功，只是需要比其他人更多的时间。

你的女儿可能一辈子都要忍受创伤后应激障碍、贫困（并因此承受巨大的压力）、孤独导致的抑郁以及肠胃疾病。所以至关重要的是，不要贸然把她推进社会，期待她能取得和其他女孩一样的成果。

> 你可以期待一个没有自闭倾向的孩子在特定的年龄做特定的事，至于有自闭倾向的孩子，你就只能等他真正有能力了再让他去做。普通的小孩只要表现出足够的成熟度，你就可以给他自由，他既能在家里找到归属感，又能在外面自由翱翔。有自闭倾向的孩子却要等到年纪更大一点，才能应付家门外这个瞬息万变的多元社会，他需要多花一点时间才能自由翱翔。（黛博拉）

我们需要道德上、情感上有时甚至是经济上的支持。阿斯女有时很难养活自己，她们可能会找你要钱，或者仍旧住在家里。我知道这对你来说也很不容易，但我们通常是走投无路才会找父母的，因为政府的福利部门和残疾人机构大体是指望不上的。在纽约，我如果想寻求帮助，就得去"智障研究办公室"（Office of Mental Retardation），可是阿斯群体的智商普遍比较高，而 IQ 低于 70 才算作智障，所以我们即使去了也会被拒之门外。既然我们求助无门，就只能依赖那些爱我们的人了。如果我们没有伴侣，就意味着要靠父母，甚至是年事已高的父母。

如果我们能少一点屈辱，多一点信心，就等于有了在这个世界上立足的能力与资本。

23. 家有阿斯女

我不是阿斯女的家长。在这一章里，我列出了黛博拉·泰多妮（Deborah Tedone）的建议，她是纽约罗切斯特市"方枘圆凿"（Square Pegs）成人阿斯伯格综合征支持团体的主管，她的建议值得所有阿斯女的父母倾听。

有阿斯女儿的美妙之处

有阿斯女儿的美妙之处在于，上帝如此爱我，竟把这样一个甜美又独特的生命托付给我照顾。我真心爱我的女儿，爱她的诚实，爱她卓越的天资（我毫不夸张），爱她的天真无邪，以及她独自与这个不完美的世界战斗的勇气。她让我钦佩，我也信任她，我每天都感恩上帝让她来到我的生命中！

做阿斯女父母最大的挑战

说实话，挑战还真有不少！但挑战是外界造成的，不是她的错。她小时候经常生气、大闹，我们不知道该怎么办，而她也无法表达究竟是怎么了。除此之外，她常常做出一些与年龄不符的举动，比如坚持要穿两只不同的鞋子上学，而那时她已经上初中了！看到她受人欺负，我心疼极了；听见有人数落她、骂她，我觉得心都要碎了。其他人的愚昧无知和自我中心也把我气坏了。我无数次流着眼泪祈祷，希望人们不要对我女儿那么残忍，而这样的事情实在发生过太多太多次了。她第一次受欺负是在 3 岁的时候，当时她坐在后院装沙的箱子里，因为她在大热天很喜欢把脚埋进沙子里，享受那种凉凉的感觉。我进屋接了四五分钟的电话，出来时发现邻家小男孩正把一桶桶的沙子倒在她头上，一边倒还一边笑，骂她"弱智"。我的女儿坐在那里吮着大拇指，一脸茫然……她 17 岁时，有一次我们在她做兼职的店里排队买东西，我们听见收银员和旁边的同事正在大声谈论我的女儿，说她"真不知是从哪个星球来的……一个弱智"！看到我们的时候，女儿的脸唰地白了。我勃然大怒，准备马上去找主管，但女儿却劝我不要去。她淡淡地说："别担心，人们一直这么说我。他们不知道自己在说什么。"

你要对阿斯女孩说什么

孩子，千万不要为你的身份自惭形秽，也不要努力成为另一个人。你是上帝赐给这个世界的礼物。成为一个"普通人"很容易，成为一个特别的人才是福气。

给父母的建议

爸爸妈妈们，请好好学习关于阿斯伯格综合征的知识！在你家里普及这些知识！跟你孩子的老师普及这些知识！这些事你的女儿做不到，只能靠你去做。

不要期望你的女儿跟你一样，也不要试图将你的个性烙在她身上。她会成为她自己，而不是你的复制品。我觉得这一点很重要。

不要因为她的阿斯伯格综合征责怪她，也不要因此责备你的伴侣或你自己。这并不是谁的错，只是一个事实。

如果她想独处，你不要让她觉得难过。她不是要躲开你，只是想放慢节奏，这样她才能在自己的小天地里生存下去。

　　给她建议的时候要特别谨慎。她只能理解每句话的字面意思，而且你说什么她都会牢牢记在心里。所以说话之前一定要斟酌，措辞要恰到好处。

　　如果你还有其他孩子，千万不要偏心，否则会在她心里埋下深深的怨恨。

　　爱她本来的样子，而不是你心目中那个理想的模样。享受她成长过程中的每一面。

　　要管教非孤独症的孩子，你可以跟她讲一大通复杂的道理；但管教孤独症孩子时，这种方法行不通，因为她理解不了。我女儿的步调跟"正常"的同龄人不一样。我要赏识她的独特之处，不能压抑她的个性。因为她生气哭闹而惩罚她，或者跟她讲道理都没什么效果。她的思维与别人的不同，所以别指望同样的规则或程序在她身上能起作用。

　　你不是一个人在战斗。必要时，你可以向附近的阿斯伯格综合征支持团体寻求帮助，以便你和女儿能应对生活的多重挑战。

24. 阿斯伯格女性表征

外表 / 个人习惯

由于触觉敏感、注重实用性，通常穿舒适的衣服。

不愿意花时间梳妆打扮，通常选择容易打理的发型。如果可以不用打扮会很高兴。

性格古怪，也许从外表可以看出来。

在外貌、穿着、举止以及品位上都显得比实际年龄更年轻一些。

表情和肢体语言通常比阿斯男丰富。

外表女性化，却兼具两性的特征。觉得自己是雌雄同体。身份意识不强，性格多变，在确诊之前尤其如此。

喜欢读书、看电影，通常喜欢科幻、奇幻以及少儿题材的作品。最爱的作品往往成为她们的避风港。

面对压力时会试图借助规则、纪律或各种古怪的习惯来控制局面，这似乎与阿斯女"反传统"的个性背道而驰。

在家或其他可驾驭的环境中感觉最愉快。

智商／天赋／教育／职业

也许在很小的时候就被诊断为孤独症或阿斯伯格综合征，或者被当作天赋异禀、敏感羞涩的小孩。也可能会有明显的学习障碍。

通常有音乐或艺术天分。

才华出众，技能可能达到专家水平。

可能对于计算机、游戏、科学、图形设计、发明、自然景观的数字化有强烈兴趣。如果语言能力较强，则会偏爱写作、语言、文化研究以及心理学。

可能善于通过阅读自学，还未上学就会读会写，还能通过自学掌握许多其他的技能。

可能会接受高等教育，获得一个或多个学位。但在大学里也会因为社交问题吃苦头。

可能在学习或工作的某一阶段热情高涨，过一段时间又很快降至冰点。

不容易保住一份工作，可能恐惧工作本身。

智商很高，但在处理感官信息或认识事物的过程中会遇到困难，不能很快理解接收到的信息。不擅长口头表达，需要借助文字和图像。

有强迫行为，但程度不及阿斯男严重，不容易疯狂迷恋上某种怪癖。

身心灵

情感不成熟，多愁善感。

最主要的情绪表现是焦虑和恐惧。

比阿斯男更能敞开心扉，畅谈自己的感受和情绪问题。感官极其脆弱，周围的听觉、视觉、嗅觉、触觉等刺激很容易超出负荷极限。（在味觉方面的问题不及阿斯男严重。）

喜怒无常，容易有间歇性的抑郁。医生可能因此判断患者患有双相情感障碍（孤独症及阿斯伯格综合征的共生病），而忽略了阿斯伯格综合征。

医生可能会针对症状开出不同的处方。对药物及任何进入体内的物质都很敏感，因此容易产生不良反应。

有或轻或重的肠胃问题，如胃溃疡、胃酸倒流以及肠易激综合征等等。

难过或激动的时候会用"反刺激行为"安抚自己，如摇晃、揉脸、哼歌、弹手指、跳来跳去、用脚拍地面或者敲手指……

开心的时候也有类似行为，包括拍手、唱歌、蹦跳、跑来跑去、手舞足蹈。

即使在公共场所也有可能忽然暴怒或大哭，有时看似因为一些很小的事，其实是感官刺激或情感波动超出了阿斯女能承受的极限。

憎恨不公平的事，也受不了误解，这些因素都有可能点燃阿斯女心中的怒火。

在紧张、苦恼的时候（尤其在崩溃发作完以后）容易完全失语，但不会像阿斯男那样说话口吃。由于紧张或悲伤，阿斯女的说话声可能变得刺耳，有时又会用毫无变化的声调讲话。

社交／人际关系

言行经常被人误解。

看上去冷漠、自我中心、不友善。

有时候心直口快，谈到自己感兴趣的话题会异常兴奋。也会很害羞、很沉默。

同阿斯男一样，在社交场合中一旦感官刺激超载就不再活跃，但在小圈子里通常表现得比阿斯男自如一些，有的看上去甚至熟谙社交技巧，但这只是假象。

不经常出门。如果有伴侣或孩子，宁可只跟他们一起出去。不会有很多同性朋友，也不会做一些女孩子气的事情，比如跟其他女孩一起逛街购物，或聚在一起消磨时间。

在学校里有一个或几个密友，但成年之后就很难找到这样的朋友了。

不一定想谈恋爱。谈起恋爱通常很认真。但可能不愿意有性关系，宁可独身。

由于感官脆弱，对于性爱要么很享受，要么很厌恶。

如果喜欢上一个男人，也许会用极其别扭又引人注目的举动来表达爱意，比如目不转睛地盯着对方，或反复给对方打电话。说到底是因为她过于痴恋一个人，又不明白社会上两性角色的不同。这一点会随着她的成熟而有所改善。

更喜欢和小动物待在一起，但并不总是如此，因为小动物也会造成感官刺激。

*附句：为阿斯伯格综合征 / 孤独症赋予自己的才能感到骄傲，也会好好珍惜它们；但同时也想让自己活得更轻松一点，少吃一点苦。

25. 阿斯女和阿斯男的主要差异

1. 表情和肢体语言通常比阿斯男丰富。

2. 比阿斯男擅长模仿，可以模仿多种性格，因为阿斯女的身份认同感不强，而且非常善变，特别是在得到确诊之前。

3. 有强迫行为，但这些行为往往也有一定的实用性，不像阿斯男的强迫行为那么令人费解或大跌眼镜，不容易疯狂迷恋上某种怪癖。

4. 阿斯男更愿意畅谈自己的感受和情绪。

5. 由于诊断标准是依据男性患者的症状制定的，所以女性难以在早期得到准确的诊断，容易被诊断为躁郁症（常见的阿斯共存病症）。

6. 在开心的时候，阿斯女的肢体语言比阿斯男更生动，包括拍手、唱歌、蹦跳、跑来跑去、手舞足蹈。这些举动在少女和成年女性身上都很常见。

7. 成年的阿斯女性即使在公共场所也容易因为一件小事暴怒、大哭，这是因为感官刺激或感情波动超出了她们能承担的极限。另外，饥饿也常常导致她们发作。成年阿斯男大哭的现象则比较少见。

8. 因为看上去比较干练，所以他人对阿斯女的期望更高，宽容更少。

9. 和阿斯男一样喜欢穿舒适的服装，但看上去可能显得中性化，因为她们讨厌化妆以及复杂的发型和服饰。

10. 和阿斯男相比，在焦虑、苦恼时少有口吃的问题，但声音可能会变得刺耳、单调或者就像噎住了似的，也可能完全失语。

11. 在小圈子里，阿斯女的社交表现要更好一些，甚至给人熟谙社交技巧的假象。但她们和阿斯男一样，一旦感官刺激超出负荷能力，就不再活跃了。

12. 由于需要感情支持，阿斯女更倾向于养宠物，但由于感官脆弱并不总是如此。

译后记

时光荏苒，转眼间，《你好，我是阿斯伯格女孩》翻译小组已经走过了十年的岁月。这本书自问世以来，已在读者中产生了较大的影响，让我们深感欣慰和自豪。在此，我们衷心感谢每一位支持和关注这本书的读者，是你们的热情和鼓励，让我们有了继续前行的动力。

首先，我们要感谢那些因为这本书而改变命运的阿斯伯格女孩。她们在阅读这本书的过程中，找到了自己的定位，找到了与世界沟通的方式，也找到了勇敢面对生活的勇气。她们的成长和进步，是我们翻译此书的初衷和动力；我们要感谢那些为阿斯伯格女孩们提供帮助和支持的家长、老师、医生和社会工作者，是你们的无私奉献，让阿斯人士得以茁壮成长。

为了让更多的阿斯伯格女孩和家庭了解和认识这个特殊

的群体，我们运营了公众号"阿斯伯格互助家园"。在这里，我们分享了许多关于阿斯伯格综合征的知识、案例和经验，也倾听了许多家长和孩子的心声。这些年来，我们的公众号和相关社群吸引了数以万计的关注者，他们在这里找到了共鸣，也找到了希望。我们深知，这个平台不仅仅是一个信息传播的渠道，更是一个温暖的家园，让每一个阿斯伯格女孩都能感受到关爱和陪伴。

在过去的十年里，我们的翻译团队也在不断地成长和进步。朱超、陶泽慧成长为了资深编辑，苏相宜考取了翻译资格证，并且成为心理咨询师。程雪评上了副主任医师，谭亲毅已是两个孩子的父亲、副教授、硕士研究生导师。书初版的时候，易晗（绛明）是财经和法律笔译，她现在加拿大读口译硕士，希望以后能继续翻译孤独症相关书籍。余祖兰在博士毕业之后进入学校任教。而我和杨辉也在专业的道路上不断精进提高。我们不断深入了解阿斯伯格综合征的相关知识，力争准确地传达原著的精神。在这个过程中，我们也收获了许多宝贵的友谊和成长。我们相信，在未来的日子里，我们将继续为阿斯伯格女孩们带来更多的知识和力量。

露迪·西蒙曾说过："（了解阿斯伯格）那感觉好比你近视了大半辈子，最近才第一次戴上眼镜！"

感谢与孤独症群体的邂逅，生命中因此有了一段清透光亮的日子。感谢遇见小组可爱的工作伙伴们。

展望未来，我们将继续努力，为阿斯伯格女孩们提供更多的支持和服务。我们将进一步完善我们的公众号，让更多的家长和孩子能够找到这里，找到帮助。我们也将加强与国内外相关机构的合作，共同推动阿斯伯格综合征的研究和教育工作。同时，我们还将加大对翻译团队的投入，让他们能够更好地为阿斯伯格女孩们服务。

随着《你好，我是阿斯伯格女孩》的再版，相信有更多的读者关注此书。在未来的日子里，我们将和新老读者携手前行，为阿斯伯格女孩们创造一个更加美好的未来。

最后，我们要向那些正在为阿斯伯格综合征奋斗的家长、老师、医生和社会工作者致敬。你们的努力和付出，让这个世界变得更加温暖和美好。我们相信，在大家的共同努力下，阿斯伯格女孩们一定能够走出阴影，拥抱阳光。

朱宏璐

2023 年 11 月 18 日